Gerhard Bruns

Schlafstörungen

Gesunder Schlaf - Gesundes Leben

Gestörter Schlaf - Ungesundes Leben

Der Vortrag wurde beim

Butjadinger Forum Naturheilkunde und Medizin

 gehalten.

Das Forum wurde im Jahre 2003 gegründet von

Dr. med. Marlene Laturnus und HP Gerhard Bruns

Gerhard Bruns, Heilpraktiker, Dipl. Ing.

Schlafstörungen

Gesunder Schlaf – Gesundes Leben

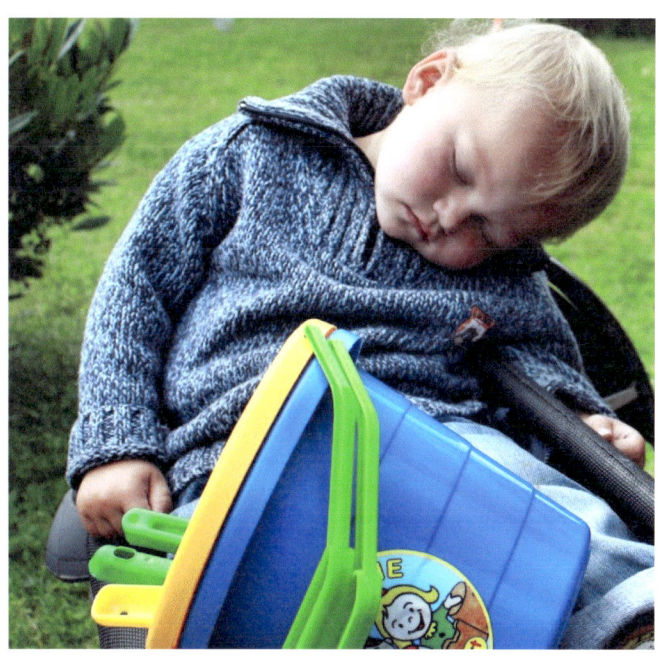

Impressum

Herstellung und Verlag:
BoD – Books on Demand, Norderstedt
ISBN 9783738608335

Haftungsausschluss:

Die Aussagen in diesem Buch basieren auf dem Wissen und den praktischen Erfahrungen des Autors. Das Buch wurde nach bestem Wissen und Gewissen erarbeitet und stützt sich auf die angegebene Fachliteratur. Im Vortrag sind Kürzungen unvermeidlich. Im Zweifelsfall ist in der angegebenen Literatur nachzulesen. Der Vortrag soll anregen, selbst Verantwortung für die eigene Gesundheit zu übernehmen. Dazu gehören insbesondere Information und Querchecken. Im Zweifel bei Bedenken zu verschiedenen Aussagen oder bei Kurreaktionen, die allein schon bei Umstellung des Lebensstils eintreten könnten, sollte ein erfahrener Arzt, am besten ein Mayr-Arzt, ein Heilpraktiker oder ein Arzt für Naturheilverfahren konsultiert werden. Der Autor weist deswegen darauf hin, dass er für Selbstbehandlungen keine Haftung übernehmen kann.

1. Auflage November 2014

Inhalt

Schlafstörungen

Was ist schlimmer:
Die häufige Einnahme von Schlafmitteln, die Schlafstörung oder beides?

Zum Thema Schlafstörungen ist mir zunächst das Studentenlied eingefallen:

„Wütend wälzt sich einst im Bette Kurfürst Friedrich von der Pfalz; gegen alle Etikette brüllte er aus vollem Hals: „Wie kam gestern ich ins Bett? Bin scheint´s wieder voll gewest! Wie kam gestern ich ins Nest? Bin scheint´s wieder voll gewest"

Man kann den Kurfürsten nur beneiden, der offensichtlich nicht weiß, wie er ins Bett gekommen ist, um seinen Rausch auszuschlafen. Offensichtlich kannte er keine Schlafstörungen!

Heute allerdings muss man annehmen, dass Schlafstörungen öfter auftreten als früher.

Die Hannover-Zeitung.net zitierte die Barmer GEK, dass im Jahre 2010 mehr als 50 % der Bevölkerung einen schlechten Schlaf haben. 28 Mio. Packungen Schlaf- und Beruhigungsmittel wurden verkauft.

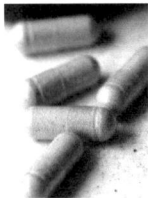

50 % der Bevölkerung haben einen schlechten Schlaf. Deutsche verbrauchen 28 Millionen Packungen Schlafmittel.

Abb. **1**

Wenn diese Zahlen stimmen, dann kann man vier Fragen stellen:

1. Was ist schlimmer: Die häufige Einnahme von Schlafmitteln, die Schlafstörung? Oder ist beides schlimm?

2. Warum schlafen die Menschen heute schlechter als früher?

3. Sind Schlafstörungen eine Alterserkrankung?

4. Was können wir selbst tun, um besser zu schlafen?

Heute sind die Menschen mit Sicherheit mehr belastet als früher, das Leben ist hektischer geworden und seit 1940, so habe ich gelesen, müssen die Regel- und Immunsysteme von Mensch und Tier sich mit über **einer Million neuer Substanzen** auseinandersetzen. Diese neuen Stoffe hat der Mensch erschaffen. Es sind künstliche Stoffe, die es in Vor- und in Urzeiten überhaupt noch nicht gegeben hat.

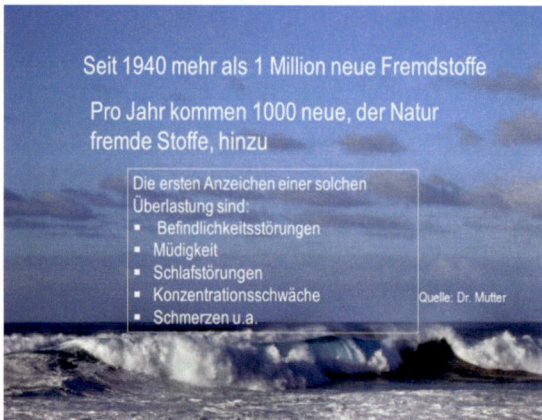

Abb. **2**

Pro Jahr kommen 1.000 neue Stoffe hinzu, die der Natur unbekannt sind, eben Kunststoffe. Die Bücher von Dr. Joachim Mutter, wie z.B. „Lass Dich nicht vergiften", sind sehr zu empfehlen. Er ist ein international anerkannter Forscher und Experte für Umweltmedizin und Naturheilverfahren, ein gefragter Referent mit Vortrags- und Seminartätigkeit im In- und Ausland.

Die ersten Anzeichen einer Überlastung unseres Immunsystems mit diesen Stoffen können zum Beispiel Befindlichkeitsstörungen hervorrufen wie:

- Müdigkeit

- **Schlafstörungen**

- Konzentrationsschwäche

- Schmerzen

Die Ursachen von Schlafstörungen können sehr einfach sein, aber auch die einfache Ursache will erst einmal gefunden werden- wie ich an einem Beispiel gleich noch aufzeigen werde.

Meistens sind die Ursachen komplex. Komplex deswegen, weil oft erst mehrere kleine Ursachen zusammen eine Schlafstörung auslösen, wie:

- schlechteres Einschlafen

- häufigeres Aufwachen

- vermeintlich schlechtere Luft bekommen

- Alpträume

- Aufschrecken im Schlaf

- Beschwerden, die im Bett schlimmer werden

- Schmerzen und Krämpfe in den Beinen

- „wie gerädert sein" beim Aufwachen

um nur einiges zu nennen.

Komplexe Ursachen findet man nicht so schnell, da ist der Griff zur Schlaftablette sehr verführerisch.

Dennoch lohnt es sich - so meine ich - wichtige Zusammenhänge deutlich zu machen, auf die wir achten sollten, um unsere innere Uhr zu verstehen. So finden wir Ursachen und Fehler auch selbst heraus.

Jeder Mensch besitzt eine innere Uhr, denn alle **lebenden Systeme** haben ein **biologisches Regulationssystem!**

Und darauf kommt es beim Schlafen besonders an. Nach dem Motto: **Gesundes Leben = gesunder Schlaf!**

Wenn das so ist, dann gilt auch der Umkehrschluss:
„Gestörter Schlaf = (bedeutet in Folge) ungesundes, gestörtes Leben!"

Gesunder Schlaf	Gestörtes Leben
	Gestörter Schlaf
Gesundes Leben	**Ungesundes Leben**

Dies gilt nicht nur für ältere Menschen, sondern genauso für jüngere, für Kinder und Enkelkinder- für alle Menschen. Das ist unbestritten!

Was kann alles gestört sein?

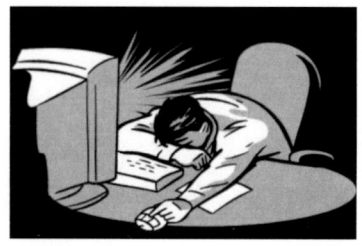

Und - was alles kann gestört sein im Leben eines Menschen!? –

Wir Älteren haben naturgemäß, je nach Schicksal, schon einiges erfahren. Man denkt dann vielleicht: „Na gut- mit 50 Plus fangen halt die Alterskrankheiten an…".

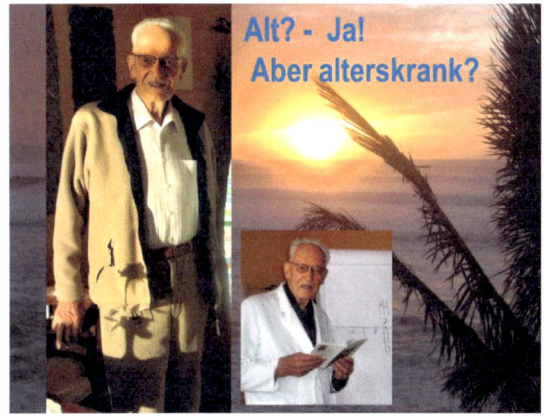

Dabei gibt es kaum besondere Alterskrankheiten! – Das überrascht Sie vermutlich genauso, wie es mich überrascht hat. In Amerika wurde einmal ein Ausschuss gegründet, der sich mit Alterskrankheiten befassen sollte, um etwas für die älteren Menschen tun zu können.

Abb. **3**

Dieser Ausschuss ist zu dem Ergebnis gekommen: **Es gibt keine ausgesprochenen besonderen Alterskrankheiten!** Der Ausschuss löste sich auf. Was war die Begründung?

Alle sogenannten Alterskrankheiten träten auch bei jüngeren Menschen auf, bereits bei Kindern und Jugendlichen!
Vom „Altern" wird man nicht krank, sondern allenfalls von der langen Zeitdauer, in der Alltagsgifte in unseren Organismus gelangen und damit unser biologisches Regel- und Immunsystem schädigen.

Ungesund lebende junge Menschen „müllen" sich heute offensichtlich viel schneller voll, aufgrund ihrer extensiven Lebensweise, als die heute schon älteren Menschen. Denn wir Älteren hatten in unserer Kinder - und Jugendzeit keine Möglichkeit, uns derart zu vergiften.

In der Nachkriegszeit war karges Essen angesagt. Bluthochdruck, Altersdiabetes zum Beispiel traten erst mit dem Wirtschaftswunder verstärkt auf, zeitgleich mit dem steigenden Verbrauch von Fleisch, Zucker und zurückgehendem Verbrauch von frischen Gemüsen und anderen naturbelassenen Nahrungsmitteln.

Muss man also annehmen, dass auch „Schlecht Schlafen" keine altersbedingte Erkrankung ist? Ja, ich meine, dass das so ist! Es gibt vermutlich kaum oder nur wenige Erkrankungen, die bei jüngeren Menschen gar nicht auftreten. -Ausnahmen bestätigen nur die Regel.

Nehmen wir eine typische sog. Alterskrankheit, den Altersdiabetes, das ist der Typ II:

> Ein zunehmend größerer Anteil an Neuerkrankungen bei Altersdiabetes, also Diabetes II, betrifft Kinder und Jugendliche!

Ist Altersdiabetes also eine Alterserkrankung, wenn 30 % oder in Zukunft sogar 50 % der neu Erkrankten, Kinder und Jugendliche sind?

Nebenbei bemerkt: Was ist das für ist eine schreckliche Perspektive für junge Menschen, die bereits in ihren besten Jahren mit Spätfolgen rechnen müssen, die bei Altersdiabetes kaum zu vermeiden sind trotz modernster Medizin! Man weiß angeblich nicht genau, wie und warum Gefäßerkrankungen entstehen, die u.a. zu Herzinfarkten, Nervenstörungen, Augen- und Nierenerkrankungen führen.

Es ist zu vermuten, dass die Risikofaktoren, die Diabetes begünstigt haben, weiter fortwirken. Diese Risikofaktoren werden durch die Diabeteserkrankung und deren Behandlung nicht aufgehoben werden, sondern wirken weiter, möglicherweise sogar verstärkt.

Zurück zum Schlaf: **Warum schlafen wir schlecht?**

Warum schlafen wir schlecht, wenn wir schlecht schlafen? Was verstehen wir unter schlecht schlafen?

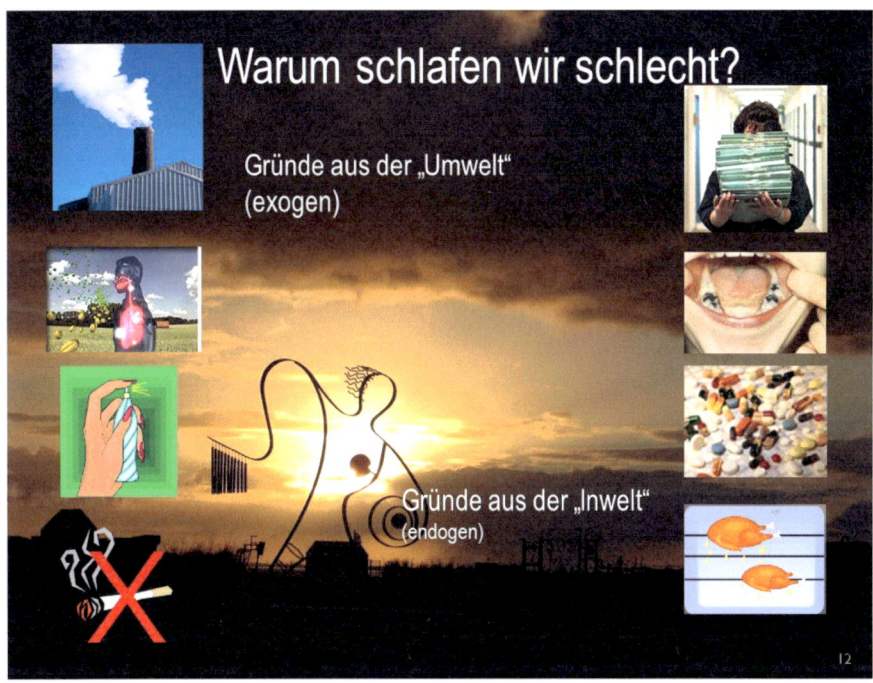

Abb. **4**

 Man könnte die einzelnen Gründe von „schlecht schlafen" in Gruppen zu-sammenfassen: z.B. in zwei große Gruppen:

- **Umwelt**, d.h. die Ursache unserer Schlafstörung kommt von außer-halb unseres Körpers (Fachwort **exogen**)
- **Inwelt,** d.h. die Ursache liegt bei uns selber, bei unserem eigenen Or-ganismus (Fachwort **endogen**).

13

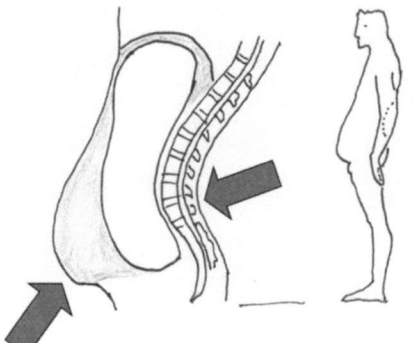

Ursache von außen kommend? = Umwelt

Eine Unterscheidung ist nur ein Hilfsmittel, sie ist nicht immer eindeutig und nicht immer hilfreich. Eine ganzheitliche Betrachtung und Behandlung muss immer im Vordergrund stehen.

Ursache von Innen kommend?   = Inwelt

Abb. **5**

Eine Gruppenbildung ist nur ein therapeutisches, medizinisches Hilfsmittel, um eventuell Schlafstörungen leichter beheben zu können. Sicherlich gibt es Überschneidungen. Viele Menschen können ungünstige Umweltbedingungen noch gut kompensieren, andere eben nicht, oder nicht mehr. Die Umweltbelastung ist also da, aber jeder reagiert mit seinem internen Regulationssystem anders.

Wenn ich weiß, dass Straßenlärm die Ursache ist, dann kann ich Schallfenster einbauen, das ist einfach. Oder ich ziehe weg.

Wenn ich dagegen oft unruhig bin, auch tagsüber, dann kann es vielleicht eine ständige Vergiftung durch Schwermetalle sein. Dann habe ich eine Ursache, die von außen kommen kann: z.B. Amalgamfüllungen in den Zähnen oder andere Schwermetalle in der Mundhöhle, bleihaltiges Trinkwasser, billige Überflussernährung (Fastfood), Pflanzengifte.

Letztlich habe ich **ein Problem im Körper**, weil solche Fremdstoffe einen Regulationsschaden in unserem **biologischen System Mensch** anrichten. Dieser Schaden kann fortbestehen, auch wenn wir keine weiteren Schwermetalle mit Nahrung / Trinkwasser mehr aufnehmen würden. Schwermetalle und andere Fremd- und Kunststoffe reichern sich in der Regel im Körper an. Sie können vom Körper nur unter günstigen Bedingungen ausgeschieden werden.

Wir sehen schon an diesem einen Beispiel, wie schwierig es ist, möglichen **Ursachen** einer Schlafstörung auf die Spur zu kommen.

Noch schwieriger gestaltet sich die **Therapie** bei diesen komplexen Zusammenhängen. Das gilt natürlich für viele – besonders chronische- Krankheiten, nicht nur für Schlafstörungen.

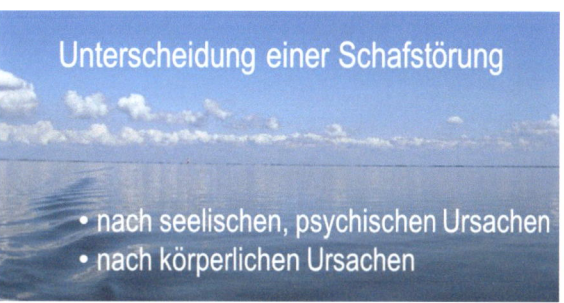

Abb.**6**

Oft ist die Unterscheidung einer Schlafstörung nach seelischen und körperlichen Ursachen hilfreich. In dem einen Fall geht man zum Psychologen, in dem anderen Fall zum Internisten.

Der Psychologe hat dann Erfolg, wenn er einer 65jährigen Frau klarmachen kann, dass ihre Schlafstörung darin liegt, dass sie meint, sie müsse selbst ihre 85jährige Mutter zu Hause aufnehmen und pflegen, dabei sie gar möglicherweise heben und tragen.

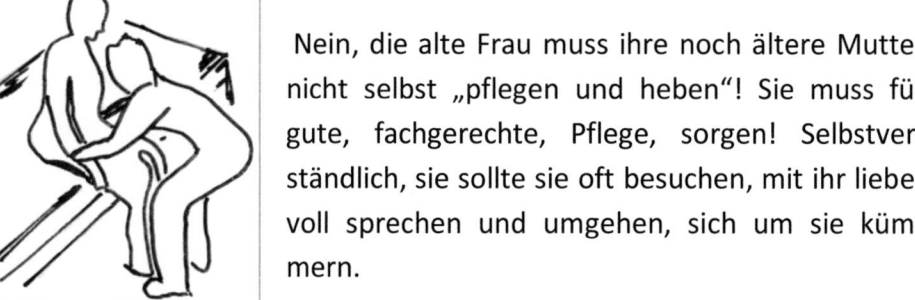

Nein, die alte Frau muss ihre noch ältere Mutter nicht selbst „pflegen und heben"! Sie muss für gute, fachgerechte, Pflege, sorgen! Selbstverständlich, sie sollte sie oft besuchen, mit ihr liebevoll sprechen und umgehen, sich um sie kümmern.

Aber die alte Frau ist erstens keine ausgebildete Pflegerin, und zweitens ist sie oft selber schon zu überlastet, schon gealtert, möglicherweise deswegen seelisch und körperlich überfordert, um die Pflege ihrer alten Eltern persönlich übernehmen zu können.

Zu beachten ist auch, dass Pflegerin und Pfleger sehr, sehr stark sein müssen, um einen leidenden, engen Verwandten und lieben Menschen ohne eigenes Mitleiden auf längere Zeit pflegen zu können.

Das klingt herzlos, ist es aber nicht! Was nützt es, wenn die Pflegerin aufgrund des täglichen „rund um die Uhr" an Mitleiden im wahrsten Sinne des Wortes selbst schwer erkrankt und möglicherweise im schlimmsten Fall gar früher zugrunde geht als die zu pflegende Person?

Es ist schwer, Frauen das schlechte Gewissen, den vermeintlichen moralischen Druck zu nehmen, sie müssten selbst persönlich die Pflege übernehmen.

Solche Belastungssituationen, die Jahre dauern können, sind häufig Ursachen von Schlafstörungen. Wenn diese Ursache der Schlafstörung nicht erkannt und beseitigt wird, dann können sich weitere Folgeerkrankungen einstellen nach der schon genannten Formel:

„gestörter Schlaf = ungesundes, gestörtes Leben!"

Ursachen von Schlafstörungen können also vielfältig und auch versteckt sein, so dass es für Therapeuten sehr schwer ist, in der ihm zur Verfügung stehenden knappen Zeit grundlegend zu helfen.

Dazu ein Beispiel aus meinen Erfahrungen. Ein Grundschulkind hatte eine lange erfolglose Odyssee hinter sich wegen Schlafstörungen und schwerer aufschreckender Alpträume. Die Eltern waren mit dem Kind bei verschiedenen Ärzten und in einer Uniklinik zu eingehenden Untersuchungen des Gehirns. Wie kostenintensiv!

Ich habe mich mit Frau und Kind zwei Stunden lang unterhalten. Angesichts der bereits durchgeführten Untersuchungen ergab auch meine Anamnese zunächst keine konkreten Anhaltspunkte. Zum Schluss ging ich noch einmal die Ernährung und die Getränke des Kindes durch. „Ja, abends bekommt sie noch eine Tasse Tee!", sagte dann die Mutter, wie schon bei der ersten Befragung.

Was für einen Tee? - Nie hätte ich angenommen, dass Mütter ihren Kindern abends schwarzen Tee geben würden! Die Ursache war gefunden!

Wir sehen an diesem Beispiel, wie schwierig es sein kann, selbst solche banalen Ursachen festzustellen. Das scheint einfach, da kann man einerseits fragen: Wo ist die therapeutische Leistung? Andererseits hatten es aufwendige Gehirnuntersuchungen nicht ans Tageslicht gebracht!

Oft findet man nur eine Scheinlösung. Das könnte zum Beispiel eine durchgelegene Matratze sein. Man erneuert sie und tatsächlich, man schläft besser, zunächst, aber dann nach einiger Zeit schläft man wieder so schlecht wie vorher.

Die Erklärung könnte in dem berühmten letzten Tropfen liegen, der das Fass zum Überlaufen gebracht hat. Dieser Tropfen, in diesem Fall ist es die Matratze, war nicht die eigentliche Ursache, **sondern die Ursache ist das „volle Fass Mensch"**. Eine wichtige Erkenntnis, gerade bei unserem Thema. Damit schwindet allerdings auch die Hoffnung, schnell einen einfachen Grund, eine einfache einzige Ursache für die Schlafstörung zu finden.

Warum ist es kein guter Weg, eine Schlaftablette zu nehmen?

So kann man schon verstehen, dass man letztlich verzweifelt zu einem Schlafmittel greift. Ohne Not nimmt wahrscheinlich niemand eine Schlaftablette ein.

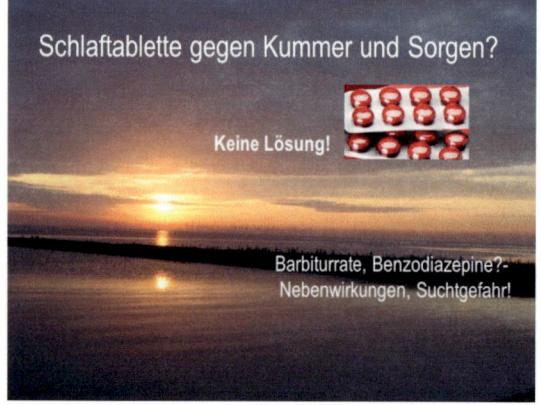

Ich halte den Weg, eine Schlaftablette zu nehmen, dennoch für keinen guten. Es ist auch deswegen keine gute Lösung, weil die Schlaftablette z.B. keinen Kummer löst, keine Sorgen beseitigt.

Abb. **7**

Eine chemische Schlaftablette heilt nicht und beseitigt nicht die Ursache! Im Gegenteil: Die Schlaftablette macht süchtig und hat erhebliche Nebenwirkungen mit großem Suchtpotential und zum Schluss kann man überhaupt nicht mehr ohne Pillen schlafen.

Meistens fühlt man sich dann auch nicht gut ausgeschlafen, fühlt sich „wie gerädert" und überhaupt nicht sehr frisch und munter.

Also: Die Symptome zu behandeln, das schadet auf Dauer unserem Körper. Es erhöht sich die Gefahr, dass aus einem gestörten und durch chemische Mittel erzwungener Schlaf auf Dauer ein gestörtes Leben mit ernsthaften Erkrankungen werden kann.

Als Alternative könnte in leichteren Fällen erwogen werden, **Naturheilmittel** zu nehmen, zum Beispiel pflanzlicher oder homöopathischer Art.

Der Renner in der Fernsehwerbung ist Baldriparan, angeblich gut getestet. Die Werbung ist enorm, die Kosten werden im Preis für 60 Stück mit rd. 20 € natürlich wieder gut reingeholt. Mein Tipp: Baldriantee tut es auch und er enthält keine 17 sogenannten „Hilfsstoffe" wie Baldriparan.

Es werden viele pflanzliche und homöopathische Mittel gegen Schlafstörungen angeboten. Die Erfolgsquote muss man allerdings als gering bezeichnen.

In der Homöopathie kann es keine Mittel geben, die **allen** Menschen gleichermaßen helfen, wie z.B. Voltaren bei Schmerzen und der Betablocker bei Bluthochdruck

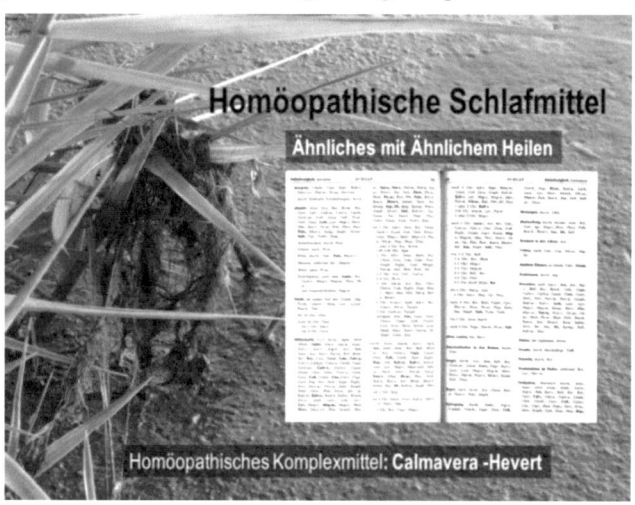

Abb. **8.**

19

Homöopathie ist eine Individualmedizin!

Im „Kent", dem Repertorium der Homöopathie, gibt es hunderte von homöopathischen Arzneien, die Hinweise auf Schlafstörungen haben. Diese sind aber an ganz bestimmte Symptome des einzelnen Patienten gebunden.

Ebenso in den zehn Bänden „Homöopathische Arzneimittel" von Georgus Vithoulkas, einem der bekanntesten Homöopathen unserer Zeit, findet man in jedem Band Hinweise auf homöopathische Mittel, die vergleichbare Symptome im Arzneimittelbild haben, die im Zusammenhang mit Schlafstörungen auftreten können, aber nicht auftreten müssen.

Deswegen müsste der Arzt für Naturheilverfahren oder der Heilpraktiker bei jedem einzelnen Patienten nachforschen, wie sich seine Schlafstörung zeigt, wie sie sich äußert und welche individuellen Symptome vorliegen.

So kann man in der Tat in vielen Fällen echt heilen, dann nämlich, wenn das verdünnte und potenzierte Mittel gefunden wird, das in konzentrierter Form ähnliche individuelle Symptome erzeugt, wie sie der Patient hat.

Mit diesem Leitsatz der Homöopathie:

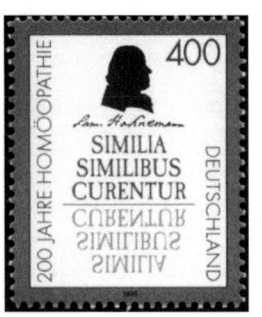

| **Ähnliches mit Ähnlichem heilen** |

wurde schon vielen Menschen auf wunderbare Weise geholfen. Die individuelle Suche dieses bestimmten passenden Mittels wird in der so genannten klassischen Homöopathie (Einzelmittelsuche) betrieben.

Abb. **9** Lizenziert unter Public domain über Wikimedia Commons

Zu dieser Suche gehört viel Erfahrung. Leider gibt es immer weniger sogenannte klassische Homöopathen, die durch langjährige Erfahrung viele Arzneibilder „im Kopf haben". Heute werden zunehmend Computer, Bioresonanzgeräte oder Scanner eingesetzt, mit denen man recht gute Ähnlichkeiten zwischen Krankheitsbild und Arzneibild finden kann.

Eine Gefahr bei diesen Methoden besteht meiner Ansicht darin, dass hierbei sehr viele Mittel gefunden werden, die einen günstigen Einfluss auf den Organismus haben und dass auf diese Weise zu viele Mittel zugleich verordnet werden. Das könnten zu viele Informationen, zu viele Reize auf einmal für den Organismus sein, die dann statt zu helfen eher hemmen.

Es gilt der Satz in der Naturheilkunde, besonderes in der Homöopathie:

„Sanfte Reize heilen, starke Reize hemmen und viel hilft nicht viel!"

Homöopathische Arzneien sind am Menschen geprüft. Sie helfen nur dann, wenn die Symptome des Patienten eine große Ähnlichkeit mit den Erscheinungen haben, welche die Inhaltstoffe in konzentrierter Form beim Menschen erzeugen. Das können ein einzelner oder auch mehrere Inhaltsstoffe sein (Einzelmittel – und Komplexmittelhomöopathie).

Bei Vithoulkas kann man nachlesen, dass z.B. **China** officinalis passend ist bei „Einschlafstörungen durch Ideendrang, Projektmachen oder bei schrecklichen Phantasien".

„China- Menschen" (gemeint sind damit nicht die Chinesen, sondern Menschen, die ähnliche Symptome haben, die zum Homöopathikum China passen) schwitzen nachts sehr stark, sobald sie sich zudecken.
Ein zweites Beispiel aus dem Band IX von Vithoulkas: **Cimicifuga** Racemosa (Trauben-Silberkerze) passt zu „Schlaflosigkeit in Kombination mit trauriger

Stimmung und nervöser Unruhe; nach Krankenpflege, in der Schwangerschaft, während der Wechseljahre."

Noch ein drittes Beispiel möchte ich erwähnen, um eine Idee zu vermitteln, wie homöopathische Mittel ausgewählt werden, eben nach dem Lehrsatz der Homöopathie „Ähnliches mit Ähnlichem heilen."

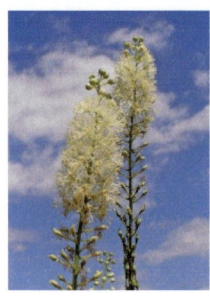

Digitalis Purpura (Roter Fingerhut) hat einen Bezug vor allem zum Herz- Kreislaufsystem. In der Medizin werden die herzwirksamen Digitalis Glykoside des Fingerhuts bei Herzschwäche eingesetzt. Das homöopathische Arzneimittelbild des Digitalis Purpura enthält aber auch „Angst, Gewissenangst, Befürchtungen, große Unruhe, ein Gefühl, als stehe das Herz still, verbunden mit Schlaflosigkeit."

Abb. **10** (H. Zell, Wiki**.)**

Mit Homöopathie kann man mit „passenden" Mitteln durchaus Heilungen erreichen, insbesondere bei Kindern.

Ein empfehlenswertes homöopathisches Komplexmittel

Ein „generelles" Mittel aus der sogenannten Komplexmittel- Homöopathie kann ich empfehlen, das ich immer in meiner Hausapotheke dabei habe: **Calmvalera** Hevert, früher: Zincum Valerianicum – Hevert.

Es besteht aus mehreren Einzelmitteln (z.B. auch Cimicifuga). Es deckt damit mehrere Symptome gleichzeitig ab. Dieses Mittel beruhigt und entspannt, mildert und beseitigt Stress-, Angst- und Spannungszustände. Es trägt damit zur Normalisierung des Schlafes bei. Es ist auch gut für Kinder geeignet, es steigert die körperliche und geistige Leistungsfähigkeit, ohne tagsüber schläfrig zu machen.

Kinder reagieren sehr gut auf feinstoffliche homöopathische Arzneien. Mit solchen Mitteln machen wir, im Gegensatz zu anderen chemischen Arzneien, nichts kaputt.

Die hochwirksamen chemischen Arzneien, die sog. Allopathischen Medikamente, haben mehr oder weniger unerwünschte z.T. schwerwiegende Nebenwirkungen. Das wissen wir. Deutlich gesagt: Diese Mittel schädigen! Das ist bekannt.

Der Arzt wird und muss genau, wie wir selbst, abwägen, ob diese Mittel mehr nützen, als dass sie schaden. Ob diese Kunst wirklich in allen Fällen beherrscht wird? Der Patient sollte mündig und kritisch nachfragen und bei der Abwägung der Vor – und Nachteile unmittelbar mitbestimmen.

Dazu sollte der Patient sowieso unbedingt wissen, dass die meisten chemischen Arzneimittel eben nicht heilen. Sie lindern, sie helfen in Notsituationen, sie retten Leben. Ausdrücklich: Ja! – Aber sie heilen in der Regel nicht! Sie beseitigen selten die Ursache. Wenn die Blutdrucktablette abgesetzt wird, dann steigt der Blutdruck wieder an.

Das ist keine Heilung, sondern eine symptomatische Behandlung: Es wird nur das Symptom Bluthochdruck behandelt, nicht aber die Ursache! Der Bluthochdruck wird nur so lange gesenkt, so lange die Tabletten genommen werden.

Außerdem ist hoher Blutdruck meistens eine kompensatorische Maßnahme des Körpers, um durch erhöhten Druck Widerstände in den Gefäßen und im Zwischenzellraum zu überwinden, um die Zellen mit Nährstoffen und genügend Sauerstoff zu versorgen (siehe meine Veröffentlichung: Bluthochdruck-Therapie ohne Nebenwirkungen?).

Insgesamt ist meine Erfahrung, dass es mit Medikamenten allein nicht getan ist!

> **Bei vielen Krankheiten, so auch bei Schlafstörungen, kommt man heute ohne die persönliche Mithilfe des Patienten nicht mehr aus.**

Bei erwachsenen Menschen der zivilisatorischen Neuzeit sind vielfach die biologischen Regelkreise, das körpereigene Entgiftungssystem, also das Immunsystem, bereits sehr gestört.

Deswegen betone ich: Wir kommen ohne eigene Mithilfe nicht gut voran. Wie die eigene Mithilfe aussehen kann, darauf komme ich gleich zurück.

Wodurch Schlafstörungen entstehen können und wie wir die Ursachen vermeiden oder beseitigen können?

Ich möchte das Wort „wir" betonen! Wie **wir** die Ursachen beseitigen und was **wir** sonst noch selber tun können. Es hilft ein Begriff aus der klinischen Ökologie: „Das überlaufende Fass".

Ich erwähnte eben schon den letzten Tropfen, der das Fass zum Überlaufen bringt.

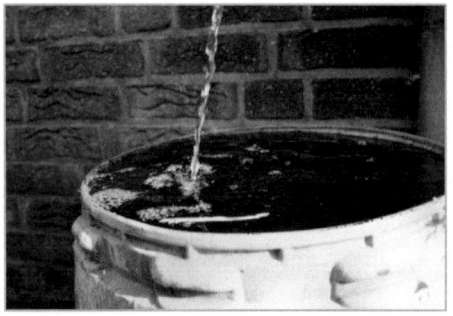

Unsere Krankheit ist das volle Fass!

Abb. **11**

24

Der Mensch, als Fass betrachtet, „müllt" sich **unmerklich** voll im Laufe seines Lebens mit verschiedensten Giften aus:

    Umwelt
    Nahrung
    Getränken
    eigenen im Körper entstehenden Stoffwechselgiften

Eines Tages bringt der letzte Tropfen das Fass zum Überlaufen.

Dieser letzte Tropfen kann plötzlich vielfältige Krankheiten auslösen. So auch Schlafstörungen, mit denen wir bisher möglicherweise kaum etwas zu tun hatten. Entweder stellten sie sich plötzlich ein, oder sie kamen schleichend daher.

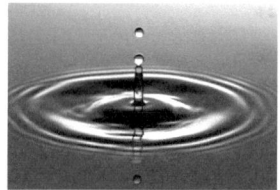

Bei diesem Bild ist schnell einzusehen, dass der letzte Tropfen nicht der einzige und eigentliche „böse" Verursacher der Krankheit ist oder sein muss, sondern er ist vermutlich eher nur der Auslöser, der eben das Fass zum Überlaufen gebracht hat.

Interessanter Weise trifft diese Tatsache auch oft zu, wenn mit Allergietesten bestimmte allergische Stoffe festgestellt werden. Mit diesem Austesten findet man vielfach aber nur den „letzten Tropfen" des überlaufenden Fasses, jedoch nicht die Ursache der Erkrankung.

Unsere Erkrankung ist eben das volle Fass und die damit verbundene Schädigung unseres Regulationssystems, insbesondere des Immunsystems. Und das Immunsystem sitzt zu in einem sehr großen Teil im Darm.

Der Darm könnte geschädigt sein. Besonders schlimm ist es, wenn er „durchlässig" ist. Das hat nämlich zur Folge, dass Nährstoffe, zum Teil schon angedaut, Gifte, Stoffwechselprodukte und Bakteriengifte direkt und ungefiltert in den Organismus gelangen. Das können, je nach Zustand der Darmschleimhaut, unzählige Stoffe sein, die man mit noch so vielen Allergietests nicht wird vermeiden können. Diese Tests sind der falsche Ansatz, gleichwohl ein einträgliches Geschäft!

Sehen wir uns lieber an:
- Was füllt das Fass?
- Welche Instrumente besitzt der Organismus, es zu leeren?

und fragen wir uns:
- Wie können wir unserem Organismus dabei helfen?

Was füllt das „menschliche Fass"?

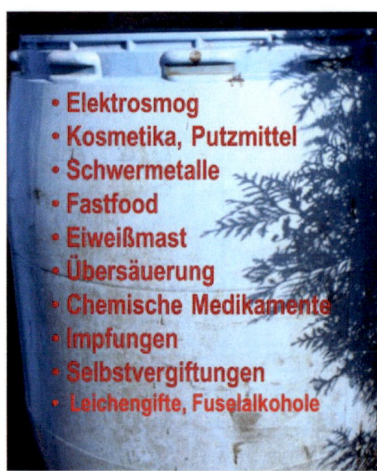

Abb. **12**

Wir können uns nicht annähernd vorstellen, wie viele Stoffe und was für Stoffe in den menschlichen Organismus gelangen, ihn vollstopfen, verstopfen, ihn belasten. Die Ausscheidungsorgane des heutigen Zivilisationsmenschen sind aufs Äußerste strapaziert und zu einem großen Teil bereits überlastet.

Die nachfolgenden Tabellen vermitteln einen kleinen, aber keinen vollständigen Überblick.

Gruppe Medikamente
alle chemischen Arzneimittel[1]
alle Impfungen
Nahrungsergänzungsmittel[2]
[1]sogenannte Allopathika
[2]empfohlen nur bei schweren Erkrankungen, keine Dauermedikation
Gruppe iatrogene Erkrankungen (vom Arzt verursachte Störungen und Schädigungen)

Gruppe Umwelt
Elektrosmog
Kosmetika, Putzmittel, Umweltgifte
Schwermetalle, Pflanzengifte, Fremd- Kunststoffe (1000 neue/Jahr)
Fastfood, billige Überflussernährung, Tiermast-Gifte (Antibiotika ..)
Ernährungsbedingte Eiweißmast
Übersäuerung
Raffinierte Kohlenhydrate, Zucker
Suchtmittel

Gruppe Selbstvergiftung
Darmgifte wie: Indole, Skatole, Fuselgifte
Indole und Skatole sind giftige Eiweißzersetzungsstoffe. Die Verwandtschaft von Tryptophan, Indol und Skatol ist an der gemeinsamen chemischen Ringstruktur zu erkennen. Da Tryptophan besonders häufig in tierischen Proteinen (also auch im Muskelfleisch) vorkommt, ist Skatol bei häufigem Fleischverzehr in entsprechend größerer Menge im Stuhl vorhanden. Der Kot von Fleischfressern riecht unangenehmer als der von reinen Pflanzenfressern. Fuselgifte entstehen aus Gärungen.

Ursachen für erhöhte Fäulnisprozesse im Darm (Darmsumpf)

Erhöhte Eiweißmengen im Körper
      aus eiweißreicher Nahrung
      aus Eiweiß, im Darm entstehend aus Schleim, Eiter, Blut, zerstörten Zellbestandteilen bei entzündlichen Prozessen und Tumoren

Verminderte Eiweißverdauung bei Magenresektion, Pankreasinsuffizienz, Achylie
Erhöhte Eiweißverweildauer im Darm z.B. bei Obstipation
Gestörte Darmflora

Gruppe Stress
Bei unnatürlichem Stress gewinnt der Sympathikus ein Übergewicht zu seinem natürlichen Gegenspieler, dem Parasympathikus. Das hat eine zusätzliche Entstehung von Giften im Darm zur Folge, weil der Nahrungsbrei nur unvollständig verstoffwechselt wird. Die Verdauung, die Zerlegung der Nahrung in lebenswichtige Brenn- und Vitalstoffe im weitesten Sinne wird vom Parasympathikus gesteuert.

Abb. **13**

Viele Ärzte bieten sogenannte IGEL- Leistungen (individuelle Gesundheitsleistungen) an. Die Definition ist irreführend! Die Krankenkassen bezahlen kaum Maßnahmen zur Gesundheitsvorsorge, so auch keine IGEL- Leistungen, die nicht der Gesundheitsvorsorge dienen, wie es z.B. eine Kur tun würde.

Wenn die Krankenkassen eine Arztleistung oder eine Arznei bezahlen sollen, dann braucht man eine Krankheitsdiagnose, man muss also krank sein. Die IGEL- Leistungen bezahlen sie nicht, weil eben kein Verdacht auf eine Krankheit besteht. Der Arzt bietet sie an, um eine eventuelle Krankheitsdiagnose möglichst früh erkennen zu können. Es ist also keine Gesundheitsleistung, sondern allenfalls eine Art Frühdiagnose ohne irgendeinen Verdacht oder irgendein aktuelles Symptom.

Ich meine, dass es mehr Sinn machte, wenn der Arzt sich mit seinen Patienten zusammensetzt und überlegt, was der Patient selbst tun kann. Davon profitiert der Patient, der Arzt jedoch kaum, denn für solche Beratungen bekommt er nur einen sehr schlechten Stundenlohn.

Daher: IGEL – Leistungen als individuelle Gesundheitsleistungen zu verkaufen ist Waschmittelwerbung, um mehr Umsatz zu machen. Wenn sie sinnvoll wären, um „Schlimmeres" zu verhüten und späteren teureren Behandlungen zuvorzukommen, dann müssten die Kassen sie bezahlen. Das System der IGEL – Leistungen ist für den Patienten nicht durchschaubar und macht das Krankenkassenwesen zum Basar.

Ob man also diese „freiwilligen ärztliche Leistungen" in Anspruch nimmt oder nicht, das muss jeder natürlich selbst entscheiden.
Jeder ist für seine Gesundheit selbst verantwortlich. Diese Verantwortung ist auch nicht damit erledigt, dass man irgendeine freiwillige Untersuchung durchführen lässt und diese gegebenenfalls selbst bezahlt.

Bei einer echten **Gesundheitsvorsorge** kommt es darauf an, welche Erkenntnisse und welche Maßnahmen meinem Immunsystem, meinem inneren Regulationssystem, dienen. Denn nur dies ist Gesundheitsvorsorge im wahren Sinne.

Ich möchte das am folgenden Beispiel erläutern: Mit einem Urintest, den jedoch kaum ein Arzt durchführt, könnte man bei Blähungen und unbestimmten Verdauungsbeschwerden auf Darmgifte, wie Skatole und Indole, untersuchen. Diesen Test müssten die Kassen bezahlen.

Ich würde ihn auch freiwillig machen lassen und nötigenfalls auch selbst bezahlen. Warum? Natürlich weiß jeder vernünftige Mensch, wenn der Darm gärt, blubbert, stinkt und pupst, dass der Darm nicht in Ordnung ist.

Jeder vermutet, dass es vordergründig an seiner Ernährung liegen kann, nämlich daran, was und wie er isst. Eigentlich kann jeder sofort selbst aktiv werden, was viele auch tun, mit einer Kost-und Lebensumstellung – ohne Test.

Der Test hat für mich deswegen eine Bedeutung, weil er tatsächlich anschaulich signalisiert, wie ernsthaft sich im Darm etwas zusammenbraut.

Denn wenn es stinkt, gärt und bläht, dann produziert der Darm Leichen- und Gärungsgifte, die möglicherweise auf Dauer unser Leben gefährden. Diese ersten Symptome werden leider nicht ernst genommen.

Dabei haben wir hier es bereits mit einer frühen ernsthaften Erkrankung zu tun, die ich als **„Wurzelerkrankung"** bezeichnen möchte.

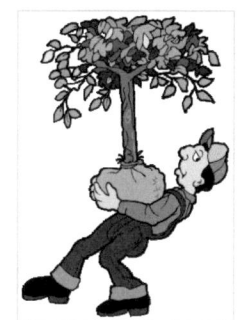

Die Wurzel steckt im Sumpf. **Schlafstörungen** und andere Erkrankungen, von leicht bis schlimm, sind im Grunde genommen nur Folgeerkrankungen. Deswegen finde ich den Test so wichtig, zu wissen, dass der **Darmsumpf** keine vernachlässigbare Unpässlichkeit, sondern bereits eine messbare ernsthafte Erkrankung ist! Es wird klar: Nur wir selbst haben es in der Hand und es ist nie zu spät!

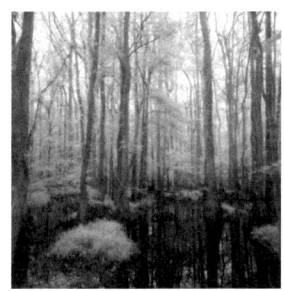

Der **Darmsumpf** ist ein Hauptbestandteil und eine Hauptursache bei der Füllung unseres menschlichen Fasses.

Welcher Tropfen bringt nun dieses Fass zum Überlaufen, welcher überlaufende Tropfen hat die Schlafstörung ausgelöst?

Das kann jeder einzelne Tropfen gewesen sein. Oft wirken mehrere Ursachen miteinander, verstärken sich gegenseitig und verdoppeln nicht nur die Belastung für den Körper, sondern sie potenzieren diese sogar.

Aufgrund einer diffusen, allgemeinen Versumpfung und Vergiftung unseres Organismus können alle möglichen Krankheiten entstehen, je nach individueller Disposition, vererbten Schwächen und Stärken des Immunsystems.

So entstehen über den Faktor Zeit Krankheiten, die wir Zivilisationskrankheiten nennen, Krankheiten, die auf Dauer chronisch geworden sind.

Zivilisationskrankheiten

Viele Arten von **Schlafstörungen** sind Zivilisationskrankheiten. Sie entstehen unmerklich über den Faktor Zeit. Bei jedem unterschiedlich nach 15, 20 oder 30 Jahren, je nach Lebensstil und genetischer Veranlagung, bei Kindern und Jugendlichen, (besorgniserregend!) teilweise auch schon früher.

Wenn wir jung sind, dann merken wir nicht, dass wir unser Fass „vollmüllen", wir haben kaum Symptome. Ein junger Organismus kann besser kompensieren als ein alter. Die ersten Anzeichen sind Befindlichkeitsstörungen, Müdigkeit am Tage, Konzentrations- und Leistungsschwäche, Nervosität, Gereiztheit, Kopfschmerzen.

Ein Hexenschuss ist ein weiterer Warnschuss, der häufig missachtet oder missdeutet wird: „Ich habe Zug bekommen, ich habe etwas Falsches gegessen."

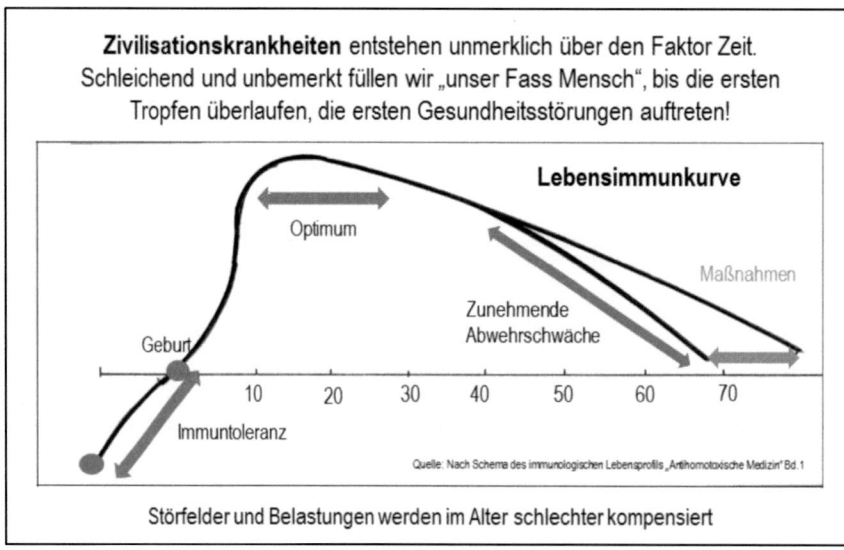

Abb. **14**

Mit der Missachtung dieser ersten Anzeichen springen wir sozusagen von einem Hochhaus und bei jedem Stockwerk, an dem wir vorbeifliegen, sagen wir im jugendlichen Übermut: „Ich weiß gar nicht, was da alles erzählt und aufgezählt wird, was schädlich sein soll. Mir geht es gut, ich merke nichts, das Leben macht einfach Spaß, genießen wir es in vollen Zügen. Eine ‚Gesundheitsgruselliste' gilt für mich nicht!"

(„Gesundheitsgruselliste" siehe meine Veröffentlichung „ Bluthochdruck – Therapie ohne Nebenwirkung?)

Was junge Menschen sich wahrscheinlich nicht vorstellen können ist die Tatsache, dass unsere Lebensimmunkurve sich im Laufe des Lebens verändert. Sie steigt nach der Geburt noch an, aber sie fällt dann mit zunehmendem Alter wieder stark ab.

Eines Tages kompensiert unser Körper nicht mehr die Belastungen und plötzlich ist eine Amalgamfüllung, die Jahre lang keine Probleme bereitet hat, zum Störfeld geworden. Oder es ist eine Operationsnarbe. Chemische Arzneimittel, Schlafmittel, ständig eingenommen und vor allem auch wertlose billige Supermarkt – Nahrung belasten das Immunsystem. **Unsere körpereigenen, biologischen Regelkreise** werden geschädigt. Genauso wie Autos und Maschinen, die mit schlechten und minderwertigen Brennstoffen betrieben werden, eines Tages still stehen.

Ein Benzinmotor streikt sofort, wenn wir ihm Diesel statt Benzin geben. Das lebende biologische System „Mensch" hat im Gegensatz zum Auto einen lebenden Bauplan in sich, um Schädigungen und Gifte zu neutralisieren, auszuscheiden, zu kompensieren oder im Körper auf „Müllhalden" zu sammeln in Form von Pickeln, Eiter, Pusteln, Zysten, Geschwülsten usw. bis hin zur Krebsbeule. Dies alles sind - teilweise verzweifelte - Instrumente des Körpers, das Leben bis zum letzten Augenblick aufrecht zu erhalten. Das ist der Unterschied zur Maschine, aber die Instrumente des Körpers, die wir Krankheit nennen, sind unangenehm, können sehr schmerzhaft sein und irgendwann versagen sie dann auch.

Es ist also zu bedenken, dass man nicht endlos auf den, allen Lebewesen innewohnenden Bauplan, zur ständigen Zell- und Gewebeerneuerung vertrauen kann. Er kann durchaus Schaden nehmen und irgendwann auch streiken, wenn wir wertlose Industrienahrung weiter täglich konsumieren, an Stelle natürlicher Vitalstoffen.

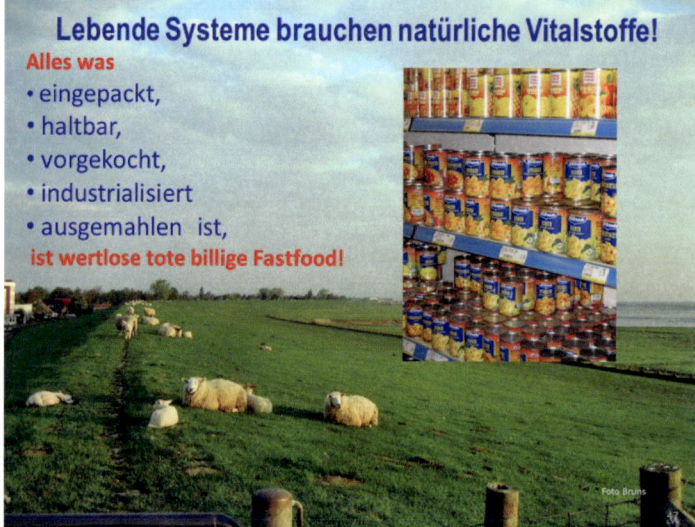

Abb. 15

Lebende Systeme brauchen Vitalstoffe! Noch nie in der Menschheitsgeschichte enthielt die tägliche Nahrung so wenig Vitalstoffe wie heute in den Industriegesellschaften! Das Fatale an dieser Situation ist, dass die Folgen oft erst nach Jahrzehnten sichtbar werden. Es geschah unmerklich und schleichend und ist nur schwer wieder gut zu machen.

Lebende Systeme sind darauf angelegt, das Leben unbedingt aufrecht zu erhalten, auch in Zeiten von Hungersnöten und Mangelversorgung. Wäre das nicht so, dann würde der Mensch bereits nach drei Mahlzeiten Fastfood stehen bleiben, wie unser Automobil. Punkt!

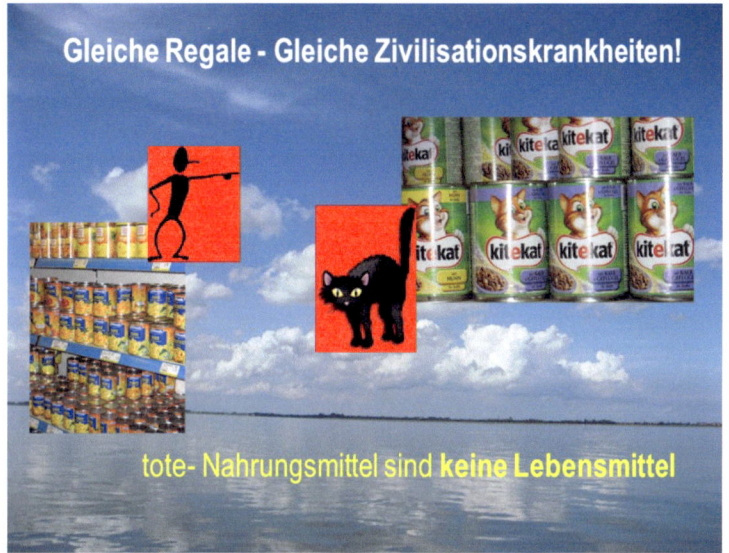

Abb. **16**

Auffällig ist, wie sich in den Supermärkten die Regale für die Nahrung von Mensch und Tier gleichen. Auffällig ist, wie Mensch und Haustier an gleichen Zivilisationskrankheiten leiden.

Aber, wie sagt der Kölner: „Es is ja noch mal jut jegange".

Den allgemeinen Lebens- und Ernährungsstil zu ändern, ist in heutiger Zeit angeblich kaum möglich. Das wird oft gesagt. Und es wird behauptet und geschrieben, dass es eine auch utopische, gar unnötige Forderung wäre, weil es z.B. heute (im Gegensatz zu früherer Zeit) Vitamine und zahlreiche Nahrungsergänzungsmittel gebe.

Ist es so? Ist, was „neu", modern und angeblich „wissenschaftlich bewiesen ist", richtiger als bewährte einfache Wahrheiten, die nicht neu sind und deswegen schlechter verkauft werden? Ist das Altbewährte langweilig und verstaubt?

Da könnte einem schon der Kopf schwirren. Es ist nicht einfach. Wir sind eine freie Gesellschaft, jeder wird es für sich herausfinden, selbst entscheiden und verantworten müssen. Niemand kommt um eine autonome Entscheidung herum, die kritische eigene Information erfordert und weniger ideologische oder sonstige Glaubenssätze.

Selbst die sogenannte evidenzbasierte Medizin ist nicht die alleinseligmachende Lehre. Denn viele erfolgreiche Therapien, zum Beispiel aus der Erfahrungsmedizin, werden einfach als „wissenschaftlich nicht anerkannt" deklariert, um nicht zu sagen denunziert. Und dies nur deswegen, weil für diese Therapien keine Forschungsmittel bereitgestellt werden, um sie zu überprüfen.

Dazu muss fragen: Wer stellt sehr viele Forschungsmittel bereit? – Die Pharmaindustrie! Ein Schelm, der Böses dabei denkt.

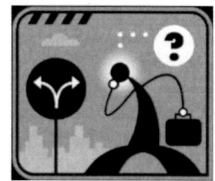

So handelt die Schulmedizin teilweise mit einer Anmaßung, die absolut unwissenschaftlich ist. Sie könnte sagen, dass Ihnen über alternative Maßnahmen keine Untersuchungen vorlägen, dass darüber keine Erfahrungsberichte bekannt sind. Das Fatale an diesem fehlenden Eingeständnis ist, dass Krankenkassen sich auf die „Weisheit" der Schulmedizin berufen, die in diesem Fall Unwissenheit ist.

Auf diese „Unwissenheit" berufen sich auch gerne die Krankenkassen, wenn sie alternative Maßnahmen ablehnen. Diesen Grund nennen sie auch z.B.

gerne bei der alternativen oder adjuvanten Krebstherapie. Warum? Krebsmittel sind sehr teuer, die Wirksamkeit dieser aggressiven Mittel ist bei vielen Krebsarten umstritten. Die Überlebensraten werden teilweise in Monaten oder wenigen Jahren gemessen, oft verbunden mit schweren Behandlungsleiden der Patienten.

Evidenzbasierte Vergleichsstudien liegen offensichtlich nicht vor. Warum? Weil eine Chemotherapie eine generelle Standardmethode der Medizin ist, die nur auf ausdrücklichen Wunsch des Patienten nicht angewandt wird.

Aber unabhängig davon, was zur Zeit oder in Zukunft propagiert, beworben wird, was gerade Mode ist und was angeblich neue wissenschaftliche oder noch nicht wissenschaftliche Erkenntnisse sind oder sein sollen: An einer einfachen Tatsache, einem ewig   gültigen Grundsatz lebender Systeme kommt niemand vorbei, der Menschen oder sich selbst nachhaltig helfen will:

Das biologische System des Menschen muss in höherem Maße entgiften können, als dass es von außen und innen vergiftet wird.

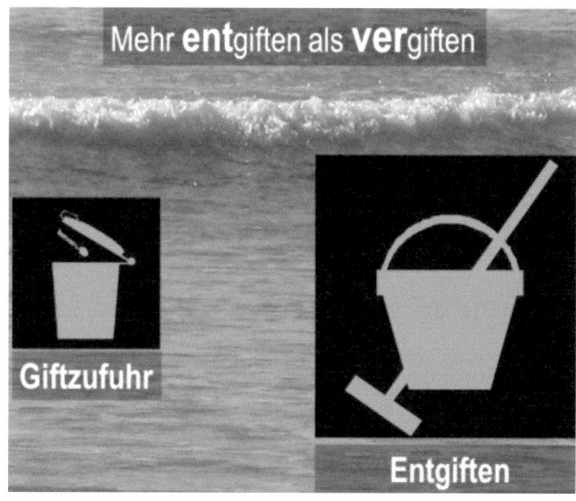

Abb. **17**

37

Damit ist klar:

Wenn die Giftzufuhr größer ist als die körpereigene Entgiftungsmöglichkeit, dann löst irgendwann der „letzte Tropfen" Alarm aus und bringt das Fass zum Überlaufen.

Wenn wir also unseren Körper, durch welche Maßnahmen auch immer, nicht anregen, mehr Gift aus dem „Fass" auszuscheiden, als hineinfließt und im Fass entsteht, dann bekommen wir körperliche Probleme, die man fälschlicherweise Krankheit nennt. Das sind aber nur Anpassungsprobleme, Gift-Ausscheidungsprozesse.

Das ist nachvollziehbar, es sind Erfahrungen der Naturheilkunde.
Prof. Dr. Heinrich Reckeweg hat im vergangenen Jahrhundert mit seiner Homotoxinlehre, seinem Krankheitsbegriff und seiner Definition eines „Biologischen Schnittes" die Denkweise der Biologischen Medizin bis heute maßgeblich geprägt.

Nach seinen wissenschaftlichen Arbeiten ist Krankheit ein zweckmäßiger Vorgang, um Gifte loszuwerden, wie in der folgenden Abbildung detailliert beschrieben:

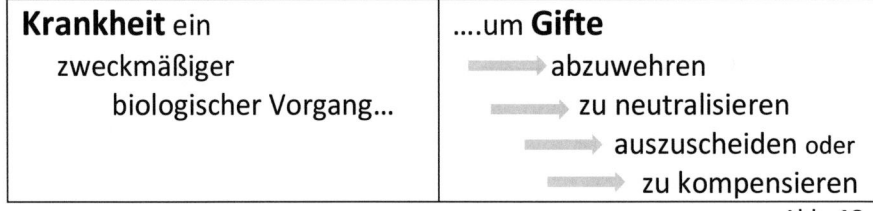

Abb. **18**

Was bedeutet das? Im Allgemeinen und im schulmedizinischen Verständnis sind Krankheiten etwas Schlimmes, was unbedingt bekämpft werden muss. Deswegen stehen der Schulmedizin in der sogenannten ‚Rote Liste' unzählige

chemische Arzneimittel zur Verfügung, die **gegen** (Anti) eine Krankheit eingesetzt werden. Diese Medikamente sind daher entsprechend ihrer Wirkung in
sogenannten „Anti- Gruppen" zusammengefasst. Zum Beispiel:

Anti – Tussiva	gegen Husten
Anti – Phlogistika	gegen Entzündung
Anti – Biotika	gegen Fieber
Anti – Rheumatika	gegen Rheuma (Ablagerungen)

Abb. **19**

Nach Prof. Reckeweg sind dagegen z.B. Husten, Entzündungen, Infektionen
und Ablagerungen keine Krankheiten, die man bekämpfen muss, sondern es
sind körpereigene Instrumente, Gifte im Körper loszuwerden, durch (unange-
nehme) Ausscheidungen, Ausfluss, Hustenschleim, Eiter, Fieber, Polypen,
Gallen- und Nierensteine usw.

Diese Instrumente sollte man grundsätzlich unterstützen und nicht hemmen,
damit der Körper sich selbst heilen kann. Reckeweg hat diese Instrumente,
„Krankheiten", in einer Tabelle zusammengestellt und in zwei Gruppen ein-
geteilt:

➢ Krankheiten der Humoralen Phase und
➢ Krankheiten der Zellularen Phase.

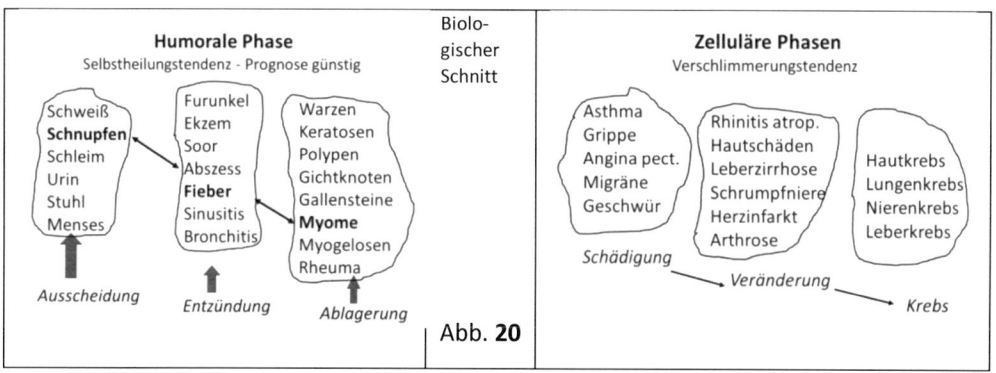

Abb. **20**

39

Diese beiden Phasen trennte er durch einen sogenannten **biologischen Schnitt**. Die Krankheiten der humoralen Phase haben eine gute Selbstheilungstendenz, weil Ausscheidungen, Fieber usw. gute körpereigene Instrumente sind, Gifte zu beseitigen.

Durch die oben genannten Anti- Mittel werden jedoch die körpereigenen Instrumente bekämpft, unterdrückt, so dass Gifte im Körper bleiben, die sonst durch Eiter und Fieber den Körper verlassen könnten.

Bis zur Grenze des biologischen Schnittes, siehe Abbildung, kann sich der Körper in der Regel selbst helfen mit seinen Instrumenten:

- Ausscheidung
- Entzündung
- Fieber
- Ablagerung

Diese Instrumente bezeichnen wir fälschlicher Weise als Krankheiten, weil sie unangenehm sind, wehtun und unter Umständen auch gefährlich werden können, wenn es zu überschießenden Reaktionen kommt.

Sie werden mit Antibiotika, fiebersenkenden Arzneien und Schmerzmitteln gehemmt und unterdrückt. Damit hindern wir den Organismus, Gifte zu bekämpfen, zu neutralisieren und auszuscheiden:

Wir verhindern also eine natürliche Ausscheidung von Giften und damit eine natürliche Heilung!

Die Naturheilkunde hat zahlreiche, wirksame ausleitende Therapieverfahren, um dem Körper dabei zu helfen, Gifte auszuscheiden. Denn letztlich heilt nur der Körper selbst.

Im Bereich rechts vom biologischen Schnitt, sind in der Tabelle die „Krankheiten" einzuordnen, die sich nach Reckeweg in sogenannten „zellulären Phasen" befinden. Das sind in der Regel chronische Krankheiten.

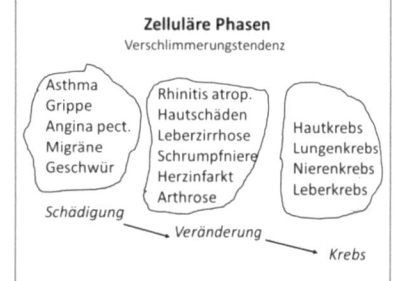

Die dort aufgeführten Krankheiten haben keine sehr großen Selbstheilungstendenzen mehr, weil hier bereits kaum reparierbare Schäden eingetreten sind. Aber selbst in diesem Bereich rechts des biologischen Schnittes, der den Übergang von den akuten zu den chronischen Krankheiten darstellt, sind biologische Therapiekonzepte wichtig und oft sinnvoller als „chemische Medizinkeulen". Sie sind zumindest als Ergänzung dringend zu empfehlen!

Damit rühre ich allerdings am Grundverständnis von Gesundheit und Krankheit. Daraus ergeben sich teilweise diametral entgegengesetzte Therapiekonzepte zwischen der Schulmedizin und der Biologischen Medizin. Das ist jedoch ein anderes Thema, eigentlich **das** Thema der Zukunft.

Nur so viel: Wir brauchen beide Medizinen, wir können die eine nicht gegen die andere ausspielen! Die entscheidende Frage ist: Wann setze ich welche Medizin ein?
Dr. Thomas Rau, der Leiter der Paracelsus-Klinik Lustmühle in der Schweiz, vertritt die Meinung, dass die Biologische Medizin die Basismedizin sein müs-

se, sozusagen die erste Medizin.

Die Schulmedizin wäre nach wie vor zuständig für Notfälle, ansonsten wäre sie heranzuziehen, wenn Biologische Medizin oder Naturheilkunde nicht ausreichen. Insoweit wäre die Schulmedizin und nicht die Naturheilkunde die Ergänzungsmedizin. In der Schweiz ist immerhin die Naturheilkunde probeweise im Krankenkassen – Komplex aufgenommen worden.

Vor diesem Hintergrund möchte ich nun konkret auf einige besondere Belastungen eingehen, die gesunden Schlaf stören können und aufzeigen, wie wir gegensteuern können!

Klar ist, dass die Menschen heute mehr Umweltgifte ertragen / aushalten müssen als ihre Vorfahren. Drei Zahlen:

- Vor 3 Milliarden Jahren existierten angeblich etwa 2 Mio. chemische Substanzen.

- Im kurzen Industriezeitalter sind mehr als 10 Mio. künstliche Stoffe geschaffen worden.

- Heute, im „Zeitalter der gelben Säcke", kommen, Berichten zufolge, weltweit täglich 1000 neue chemische Substanzen hinzu.

Natürlich kann der Mensch heute vor den vielen Belastungen dieser Neuzeit nicht davonlaufen. Er darf aber auch nicht fatalistisch resignieren, nach dem Motto: "Ich kann die Welt nicht verändern! Es ist egal, was ich mache, man kann sich nicht schützen."

Ich denke, dass es nicht egal ist, wie ich mich persönlich verhalte.

Auf folgende Fragen sollten wir konkret gute Antworten finden:

- Wie vermindern wir die Belastungen dieser Welt, wenn wir sie nicht beseitigen können?
- Wie können wir „falsche" Gewohnheiten aufspüren und beseitigen?
- Wie können wir mehr natürliche Lebensmittel zu uns nehmen?
- Wie können wir unser Immunsystem stärken?
- Wie können wir unsere psychischen, physiologischen und geistigen Kräfte stärken?

Melatonin- das Schlafhormon

Ich möchte dazu einige Beispiele aus folgenden vier Bereichen herausgreifen:

- Elektrosmog, Mobilfunk
- Ernährung, Aspartam
- Schwermetalle, Alltagsgifte
- hilfreiche Sofortmaßnahmen

Und das möchte ich besonders in Bezug auf das **Schlafhormon Melatonin** tun, einem Hormon der Zirbeldrüse (Epiphyse).

Melatonin ist nicht nur ein starkes Antioxidans, also ein wichtiger Reduktions- und Entgiftungsstoff in unserem Körper, sondern **Melatonin fördert bzw. regelt den Schlaf. Melatonin ist also sehr wichtig!** Eine Verringerung des Melatonin-Spiegels im Blut verursacht Schlafstörungen oder Störungen im Schlaf-Wach-Rhythmus. Wir brauchen also einen **natürlichen Melatonin-Spiegel**, um gut schlafen zu können.

Damit sind wir direkt am Problem von Schlafstörungen! Jetzt müssen wir uns nur noch fragen:

Was fördert und was hemmt die Produktion von Melatonin?

In den USA sind Melatonin-Produkte als Nahrungsergänzungsmittel beliebt und frei käuflich. In Deutschland sind melatoninhaltige Zubereitungen meines Wissens bisher noch rezeptpflichtig. Die EU hatte 2007 das melatoninhaltige Arzneimittel Circadin bei Patienten ab 55 Jahren zur kurzfristigen Behandlung zugelassen.

Erfahrungen darüber sind mir nicht bekannt.

Ich möchte zunächst auf zwei Möglichkeiten hinweisen, die jedermann zur Verfügung stehen, um den Melatonin-Spiegel natürlich zu regeln,:

1. Die höchste Melatonin-Bildung wird erreicht, wenn wir vor Mitternacht im dunklen Zimmer schlafen. Kein Kunstlicht, keine Nachtlichter! Eine Augenmaske ist hilfreich! Das kann man Naturschlaf nennen, das praktizierten schon die Großeltern auf dem Bauernhof, ohne je etwas von Melatonin gewusst zu haben.
2. Dann brauchen wir viel natürliches Licht am Tage! Natürliches Licht fördert die Serotoninbildung, denn aus Serotonin wird in der Nacht Melatonin produziert. Wer den ganzen Tag unter künstlichem Licht arbeiten muss, gefährdet extrem seinen Schlaf und seine Gesundheit.

Ich erwähnte bereits, dass Melatonin auch ein wichtiger Entgiftungsstoff ist. Unsere Gesundheit wird nicht nur geschädigt, wenn wir schlecht schlafen, sondern auch weil durch eine nicht ausreichende Melatonin-Bildung unser Immunsystem beeinträchtigt wird.

Der Körper entgiftet nicht mehr gut. Melatonin ist eines der wichtigsten Hormone zur Steuerung des Immunsystems, z.B. als Fänger aggressiver radikaler Verbindungen. Aggressive radikale Verbindungen begünstigen Krebs.

Wenn wir „Neuzeitmenschen" nun ehrlich sind, dann müssten wir bei diesen beiden Punkten feststellen, wie weit wir uns vom gesunden Schlaf, und damit vom gesunden Leben, bereits entfernt haben.

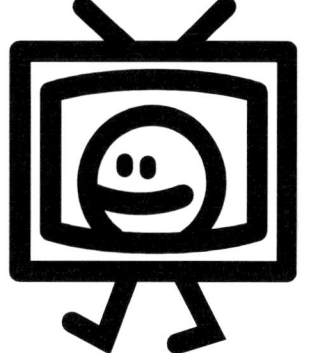

Hand aufs Herz! Wer hat einen Fernseher im Schlafzimmer und guckt dort fern vor dem Schlafengehen?

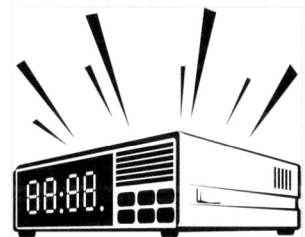

Wer hat einen Radiowecker am Bett? Wer nimmt sein Handy, iPad oder sein schnurloses DECT-Telefon mit ans Bett, um 24 Stunden lang erreichbar zu sein?

Elektrosmog, Mobilfunk

Elektrosmog wird von unseren Sinnesorganen nicht wahrgenommen, obwohl viele Vorgänge beim Menschen selbst mit Elektrizität verknüpft sind. Das Schlagen des Herzens wird z.B. durch elektrische Impulse ausgelöst.

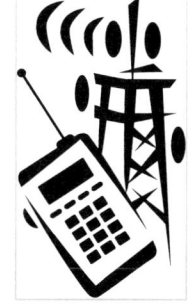

Wie reagiert nun unser Organismus auf die zunehmende flächendeckende elektromagnetische Verstrahlung in den letzten Jahren?
Ist der neue Begriff „Elektrosensibilität" eine Einbildung

oder haben wir es bereits mit einer weiteren Zivilisationskrankheit zu tun?

Wenn unser Körper auf Elektrosmog „sensibel" reagiert, dann ist das keine Einbildung, sondern ein Warnsignal, ein Hinweis, Elektrosmog zu meiden. Viele Menschen wissen nicht, dass sie möglicherweise bereits „elektrosensibel" sind und dass sie deswegen z.B. sich nicht wohl fühlen oder schlecht schlafen.

Daher sollten wir wissen, wie und wo wird Elektrosmog erzeugt und warum ist Elektrosmog schlafschädlich?

Elektrosmog verursachen:

Fernseher
SAT-Schüsseln
LAN-Techniken (um ins Internet zu kommen)
Radio
Mobilfunk
schnurlose Telefone mit DECT-Standard
Radar
Mikrowelle
Stromnetzleitungen im, um und überm Haus usw.

Abb. **21**

Also praktisch alle elektrischen, magnetischen und elektromagnetischen Felder- alle Frequenzarten wirken auf den Menschen ein:

Hochfrequenztechnik (HF-Technik) (wird wegen ihrer großen Reichweite vor allem für Mobilfunk Radio- und Fernsehtechnik, Radar und Satelliten verwendet)
Mittelfrequenz
Niederfrequenz

Hochfrequenztechniken, Melatonin und Schlafstörungen

stehen in einer engen Beziehung: Melatonin, das Schlafhormon, wird durch Hochfrequenzen bis zu 90 % reduziert. Das ergeben die Untersuchungen von Prof. Dipl. – Ing. Dr. Dr. Varga.

Was reduziert die Bildung von Melatonin?

In den letzten Jahren häufen sich wissenschaftliche Untersuchungen, die Elektrosmog als einen sehr schädlichen Umweltfaktor hinstellen.

Ein Blick ins Internet genügt: Wenn nur die Hälfte davon wahr ist, dann muss man von einer vor der Tür stehenden bedrohten Gesundheit der Menschheit sprechen.

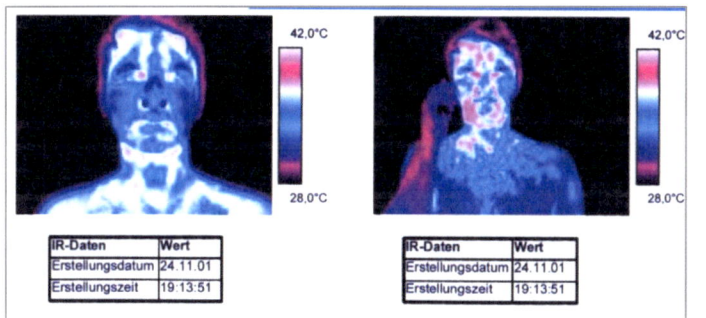

Abb. **22** (Quelle Dr. W. Burk)

Es ist angebracht, einen **„vorsichtigen Umgang mit Mobilfunk"** anzumahnen.

Das hat nichts mit Technikfeindlichkeit zu tun, sondern mit dem Schutz von lebenden biologischen Systemen und besonders mit dem Schutz von Kindern. **Dr. Joachim Mutter** und andere Fachleute, auf die Dr. Mutter sich in seinen Veröffentlichungen bezieht, berichten über dramatische Einflüsse von Mobilfunkstrahlungen auf unsere Gesundheit.

In seinem Fachbuch **Gesund statt chronisch krank** werden viele Expertenmeinungen über die Schädlichkeit von Mobilfunk zitiert.

Einer dieser Experten, Prof. Dr. Varga, hat Hühnereier im Brutschrank mit Mikrowellen bestrahlt und damit ausnahmslos jedes Embryo getötet.

Quelle : http://www.klimaforschung.net/tierversuche

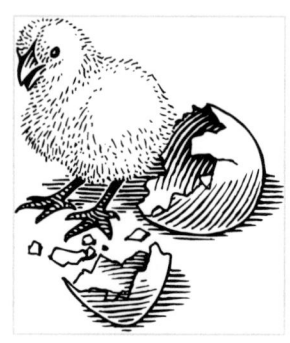

Was für die Embryos der Küken tödlich ist, kann für den Menschen nicht gut sein, weder für ihn selbst wegen der Leck-Strahlung, noch für die Nahrung, die im Mikrowellenherd erhitzt und damit praktisch wertlos ist. Diese Nahrung ist sogar gefährlich, wie man auf der Internetseite der Bürgerinitiative „Das Leben befreien" (www.daslebenbefreien.de) konkret nachlesen kann:

Zitat:

„Es ist kaum zu fassen, dass das Deutsche Institut für Strahlenhygiene des Deutschen Bundesamtes für Strahlenschutz **bereits 1980** die folgenden Wirkungen von Mikrowellenbestrahlungen beschreibt. Nämlich:

- Aktivitätsänderungen von Enzymen und Beeinflussung enzymatischer Prozesse
- Beeinflussungen von Schilddrüse und Nebenniere und ihren Hormonen
- Auswirkung auf die Zusammensetzung und Funktion von Blutbestandteilen
- Beeinflussung des Zellwachstums und Chromosomenveränderungen
- Trübung der Augenlinsen (Grauer Star)
- Beeinflussung der Konzentration bzw. Funktion von Blutbestandteilen"

Durch diesen gewalttätigen Eingriff in die Struktur der Lebensmittel werden die Molekülstrukturen verformt. Ja, es werden sogar die Zellwände im Gargut zerstört. Man isst in diesem Fall also Nahrung, die chaotisiert und unnatürlich gemacht worden ist.

Nimmt unser Körper über diese kaputten Strukturen chaotische Informationen auf, wirken diese Informationen aufgrund des Resonanzprinzips auf unseren Organismus wie ein Fremdkörper.
Entsprechend kann der Organismus solche Nahrung schlecht verwerten und reagiert mit extremer Abwehr."

Zitatende

Die Abwehr des Organismus auf derart unnatürliche Nahrung ist durch eine Messung der Anzahl der Leukozyten messbar. Die Leukozyten (weißen Blutkörperchen) gehören zum Immunsystem. Sie bekämpfen Krankheitserreger und körperfremde Strukturen. Ihre Zahl steigt an, wenn „viel zu tun" ist. Die Abbildung zeigt, dass dies besonders bei mikrowellenbestrahlter Nahrung der Fall ist.

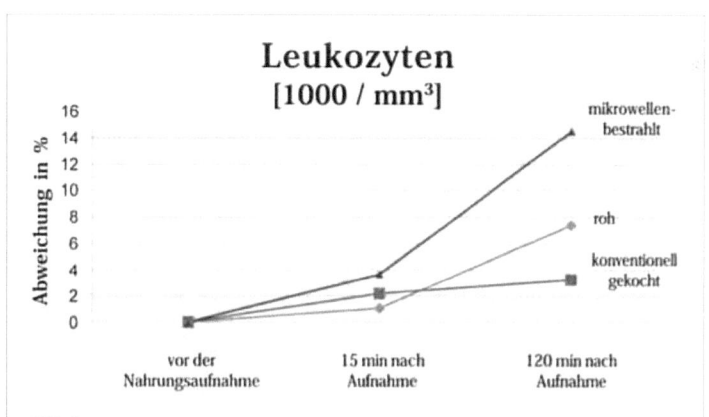

Abb. **23**

Zunahme der Leukozyten Zahl 15 min, bzw. 120 min nach der Aufnahme von konventioneller gekochter, roher bzw. mikrowellenbestrahlter Nahrung. Stärkste Zunahme nach dem Verzehr von Nahrung aus dem Mikrowellenofen Quelle: www.dasfreieleben.de

Mikrowelle in der Küche: Schädliche Leck-Strahlung

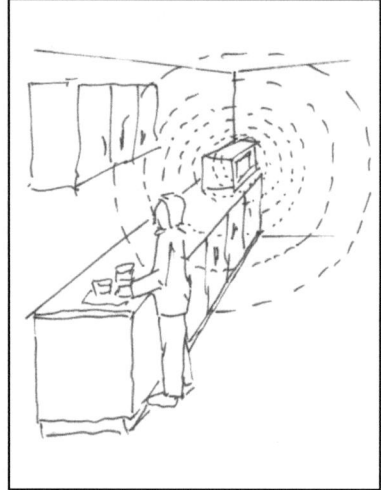

Abb. **24**

Nach einer Studie, so Dr. Mutter, wird erwartet, dass etwa 50 % der Bevölkerung 2017 elektrosensibel sein wird.

Wenn wir heute über **„Gesunder Schlaf, Gesundes Leben**" sprechen", dann kommen wir, ob wir es wahr haben wollen oder nicht, an dem Thema Elektrosmog nicht vorbei.

Das ist mehr als ein abendfüllendes Problem. Letztlich bin ich aber für dieses Thema nicht der kompetente Experte.

Diejenigen von Ihnen, die sich intensiver damit beschäftigen möchten, finden im Quellenverzeichnis eine Link- und Literaturseite.

Aber kehren wir noch kurz vor unserer eigenen Haustür, und zwar unter Bezug auf das Zitat von **Prof. Dr. Peter Semm,** Universität Frankfurt, Forscher im Telekom-Auftrag (1998).

Er sagt: **„Ich würde mein Kind nicht in einen Kindergarten schicken, wenn sich im Umkreis von 250 Metern eine Mobilfunkanlage befindet."**

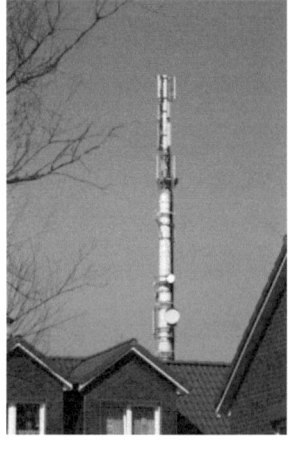

Im Internet, im Informationsportal der Bundesnetzagentur findet man alle Standorte der Funkanlagen mit detaillierter Angabe der Hauptstrahlrichtungen („Sendekeulen").

So, oder ähnlich, sehen Mobilfunkanlagen aus. Dieser Turm steht in Burhave auf der Halbinsel Butjadingen, an der Nordsee.

Der Hauptstrahl (bei 240 °) geht in Burhave direkt über die Grundschule, laut Tabelle Bundesnetzagentur.

Abb. **25** Mobilfunkturm Burhave

Elektrosmog-freies Schlafzimmer

Wichtig für unsere Gesundheit und für unseren Schlaf ist, ohne „Wenn und Aber", **ein elektrosmogfreies Schlafzimmer!**

Dies ist notwendig, damit unser Körper sich zumindest nachts ohne Belastungen regenerieren kann.

Man kann durchaus **feststellen, wie hoch eine Strahlungsbelastung im Haus oder im Schlafzimmer ist**. Sie ist in jedem Zimmer und in jedem Stockwerk verschieden.

Hier zwei Beispiele aus dem Buch nach D. F. Rolle:

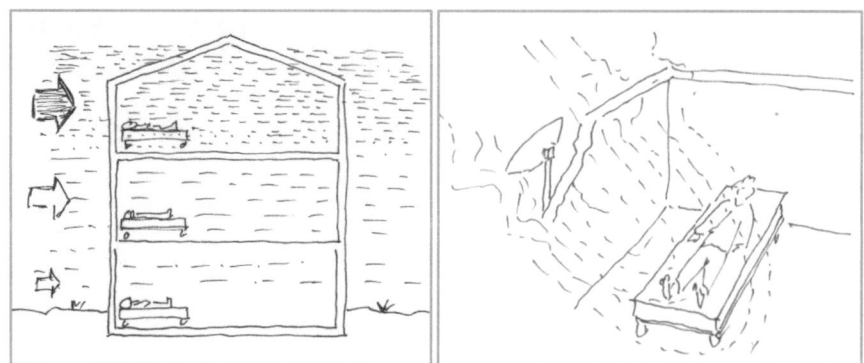

Abb. **26**

Eine Satellitenanlage baut um sich herum ein Resonanzfeld auf, das durch die Wände hindurch den Schlaf stört oder stören kann, je nach der individuellen Kompensationsfähigkeit des dort schlafenden Menschen. Das Resonanzfeld fällt übrigens zusammen, wenn die Satellitenschüssel nicht mehr auf den Satelliten ausgerichtet ist.

Ein **Netzfreischalter** ist ein elektrisches Schaltelement das nach Abschalten aller angeschlossenen Verbraucher in einem Stromkreis, dort die Netzspannung ab- und wieder einschalten kann.

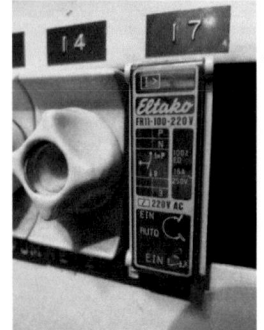

Abb. **27** „Netzfreischalter" (Klaus Mueller, Wiki)

Elektrosmog kann man hörbar machen und auch messen Messungen führen Geomanten durch, oder man kann es selbst mit entsprechenden Geräten tun. Die Mobilfunkwellen (Mikrowellen) sind relativ leicht zu messen. Messgeräte gibt es zwischen 200 u. 1000 Euro.

Medikamente hemmen die Bildung von Melatonin

Es ist jedoch nicht mit der Vermeidung von Elektrosmog getan, damit sich das für uns wichtige Hormon Melatonin, für guten Schlaf, ungehindert bilden kann.

Wir müssen wissen, dass auch sehr **gebräuchliche Medikamente** wie

- ß-Blocker
- Psychopharmaka

die Bildung von Melatonin reduzieren. Aber auch Alkohol, Nikotin und Kaffee wirken senkend.

Es ist sehr wichtig zu wissen, dass wir mit **vollwertigen, hochbioaktiven Lebensmitteln gegensteuern** können. Das ist etwas, womit wir selbst mit gesundem Menschenverstand etwas tun können, ohne jegliches Kochbuch, ohne Kochkurse und unzählige Ernährungslehren.

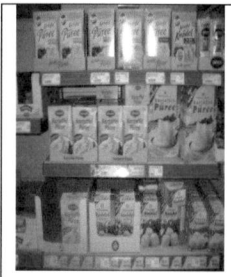 Alles was eingepackt, haltbar, vorgekocht, industrialisiert, ausgemahlen usw., eben nicht frisch, nicht „grün" und nicht an der Sonne gereift ist, ist wertloses, totes Fastfood. Ein Motor würde bei falschem Benzin sofort stehen bleiben.

Abb. **28**

Diese Hinweise sollte man nicht verdrängen, sondern zum Anlass nehmen, augenblickliche Essgewohnheiten wirklich kritisch zu hinterfragen.

Die Betonung muss also auf **Leben**smittel liegen! Es gibt auch Lebensmittel, die Melatonin enthalten, wie z.B. Reis, Mais, Hafer, Tomaten und Bananen.
Zu beachten ist auf jeden Fall im Hinblick auf Schlafstörungen, egal was wir

essen, dass wir abends am besten überhaupt nichts zu uns nehmen. Abendmahlzeiten lassen den Insulinspiegel stark ansteigen.

Denn:

> Nahrung fordert Insulin an und Insulin unterdrückt die Bildung von Melatonin. Abends zu fasten oder nur wenig und vor allem nicht zu spät zu essen, unterstützt die Bildung von Melatonin.

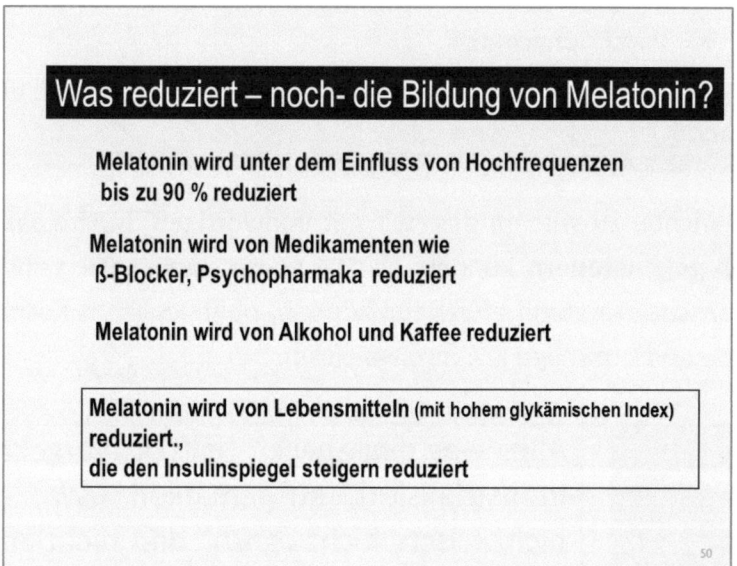

Abb. **29**

Wikipedia: Der **Insulin-Index** beschreibt die typische Auswirkung verschiedener Lebensmittel auf den Insulin-Spiegel. Der Insulin-Index ähnelt dem **Glykämischen Index,** er bezieht sich aber nicht auf den Blutzuckerspiegel, sondern die damit verbundene Erhöhung des Insulinspiegels. Der Vorteil dieses Maßstabs liegt darin, dass verschiedene Nahrungsmittel wie Fleisch, Fisch, Jogurt oder Käse einen Insulinanstieg verursachen, obwohl keine Kohlenhydrate enthalten sind. **Die Bezugsgröße 100 entspricht einem Insulin-Index von reinem Weißbrot**

Der Vorteil dieses Maßstabs liegt darin, dass verschiedene Nahrungsmittel wie **Fleisch** (51) oder **Käse** (45) einen Insulinanstieg verursachen, obwohl sie keine Kohlenhydrate enthalten.

Lebensmittel bzw. Nahrungsmittel, **die den Insulinspiegel steigern**, sind solche, die

- gut resorbierbare Kohlenhydrate wie Auszugsmehle, Brot, Süßigkeiten, Zucker enthalten oder es sind
- Fleisch- und Milchprodukte, obwohl in denen kaum Kohlenhydrate vorkommen.

Dass Auszugsmehle, Süßigkeiten und Zucker als schnell verfügbare Kohlenhydrate den Insulinspiegel steigern, das ist inzwischen Allgemeinwissen, zumindest bei Diabetikern.

Aber dass die Insulinproduktion durch tierisches Eiweiß besonders in der Kombination mit Weißmehl z.T. sogar um einiges mehr angeregt wird als bei reinen Kohlenhydraten, ist offensichtlich noch nicht in dem Maße bekannt.

Gummibärchen z.B. bestehen aus Zucker, Sirup und Gelatine, also Eiweiß, das einen Insulinindex 160 hat. Auch Früchtejoghurt, Pizza, Milchschokolade, Wurst- und Käsebrötchen, Schnitzel mit Pommes sind ungünstige Kombinationen im Hinblick auf einen zu hohen Insulinspiegel.

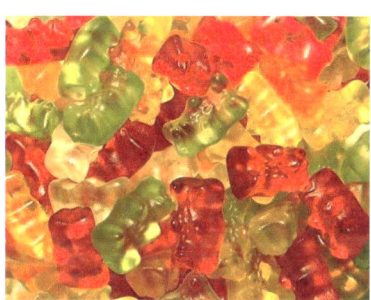

Abb. **30** (Thomas Rosenau)

Da Insulin eine hohe Suchtpotenz hat, wundert es nicht, dass es sich bei diesen Kombinationen um die beliebtesten Mahlzeiten handelt, aber eben nicht um die gesündesten, um es vorsichtig auszudrücken.

Süßstoff statt Zucker?

Aspartam? – Kalorienarm, 399-fache Süßkraft von Zucker.
Aspartam ist enthalten in Kaugummis, Bonbons, Lightprodukten. Zudem nicht deklariert in tausenden von Produkten.

Wissenschaftler: Aspartam ist um ein vielfaches gefährlicher als Zucker. Aspartam muss praktisch als Gift angesehen werden. (Dr. Aurelia Louise Jones.
Dr. Joachim Mutter zitiert Fachleute, die eine Mitverantwortung von Aspartam bei zahlreichen Krankheiten beschreiben (**auch Müdigkeit, Schlaflosigkeit** bis hin zu Alzheimer und Hirntumoren.

Abb. **31**

Wer meint, dass er statt Zucker dann die überall propagierten Süßstoffe wie Aspartam nehmen könne, der lebt gefährlich. Zwar hält das Bundesinstitut für Risikobewertung den Einsatz der innerhalb der EU zugelassenen Süßstoffe für gesundheitlich unbedenklich, s**ofern die jeweiligen Höchstmengen nicht überschritten werden**.

Wie jedoch diese Risikobewertung zustande gekommen ist, ist mehr als dubios anzusehen angesichts zahlreicher anderslautender Untersuchungen und Veröffentlichungen unabhängiger Fachkreise.

Diese halten nämlich **Aspartam um ein Vielfaches gefährlicher als Industriezucker!** Dr. Mutter schreibt, dass Aspartam nie an Affen oder gar am Menschen getestet worden ist.

Dr. Aurelia Louise Jones schreibt in einem Dokument im Internet, dass

Aspartam praktisch als Gift angesehen werden müsse (siehe Auszug im Anhang).

Aspartam hat die etwa 300-fache Süßkraft von Zucker, ist dabei kalorienarm. Vermutlich ist das der Grund für die weltweite Verbreitung, ein großes Geschäft, das **Genuss ohne Reue** verspricht.

Es muss daher davon ausgegangen werden, dass praktisch alle als zuckerfrei deklarierten Süßigkeiten den Grundstoff Aspartam enthalten, gerade alle so genannten Light Produkte. **Aspartam** ist in Kaugummis und Bonbons versteckt, es ist in tausenden Produkten enthalten und dabei nicht deklariert! Der Verbraucher kann sich praktisch nicht davor schützen.

Wer Aspartam vermeiden möchte, der darf im Prinzip überhaupt keine Fertigprodukte mehr essen, er darf kaum noch essen gehen. Die „geheimen Verführer" und „glücklich Macher" sind in fast allen Fertigprodukten mehr oder weniger enthalten.

Dr. Mutter zitiert Fachleute, die **eine Mitverantwortung** von Aspartam bei zahlreichen Krankheiten (angefangen von Kopfschmerzen, Müdigkeit Schlaflosigkeit bis hin zu MS, Alzheimer, Hirntumoren) beschreiben, zumindest vermuten.

Das, was für unser Thema relevant ist, ist die Tatsache, dass die in Aspartam enthaltene Aminosäure **Phenylalanin** das wichtige **Serotonin** reduziert. Serotonin ist ein Nervenbotenstoff und zugleich eine Vorläufersubstanz des Melatonins.

Daraus folgert: **weniger Serotonin = weniger Melatonin.**
Weniger Melatonin = weniger Schlaf und mehr Schlafstörungen!

Warum ist der Zuckersußstoff Aspartam gefährlich für gesunden Schlaf?
In Aspartam ist die Aminosäure Phenylalanin enthalten. Phenylalanin reduziert Serotonin
Weniger Serotonin –> Weniger Melatonin => schlechter Schlaf, Schlafstörung!

Wenn wir jetzt noch berücksichtigen, dass Melatonin als starker Radikalenfänger eine wichtige Rolle im Immunsystem spielt (z.B. bei der Bekämpfung von Krebszellen), dann sehen wir, dass wir ganz dicht am gewählten Thema sind: **Gesunder Schlaf – Gesundes Leben!**
Ich habe die Aspartam- Problematik in diesem Kapitel **Ernährung** im Hinblick auf unser Thema Schlafstörung in den Vordergrund gestellt, weil durch Aspartam unklare Krankheitsbilder entstehen können, an deren Ursache kaum jemand denkt, weil diese Süßstoffe eine Unbedenklichkeitsbescheinigung der EU haben.
Dabei hat sich die EU ein kleines Hintertürchen offengelassen mit dem Hinweis, dass die Unbedenklichkeit darauf beruht, dass **die jeweiligen Höchstmengen nicht überschritten werden.** Die EU und die Aspartam-Lobbyisten haben gute Juristen: Damit können sie in jedem Haftungsprozess bestehen.

Zum Kapitel Ernährung im Hinblick auf Schlafstörungen
möchte ich noch zwei kurze Bemerkungen machen:

Ernährung ist nicht nur das, was wir essen, sondern auch das, was wir verdauen:

Ernährung = Nahrung * Verdauung

Dr. Erich Rauch hat diese „Formel" in seinem Buch „Blut- und Säfte-Reinigung" eingehend erläutert. Schon Hufeland, so zitiert ihn Dr. Rauch, sagt:

„Nicht das, was wir essen, sondern nur das, was wir verdauen, kommt uns zugute"

Dazu nenne ich ein einfaches Beispiel:

Wenn wir nachts aufwachen, so zwischen 1:00 Uhr und 3:00 Uhr, dann gibt uns das einen Hinweis nach der **Chinesischen Organ Uhr**, dass unsere Leber offensichtlich überfordert und überlastet ist. Es ist die Maximalzeit der Leberaktivität.

Dabei können die Leberwerte durchaus noch im Normbereich liegen. Aber aus der Erfahrungsmedizin wissen wir aus vielen Beispielen, dass dieses Durchschlafproblem aufgrund der Leberbelastung durch eine **vernünftige und gut zeitlich gesteuerte** Ernährung, kombiniert mit naturheilkundlichen Maßnahmen behoben werden kann.

Die Chinesische Organ Uhr

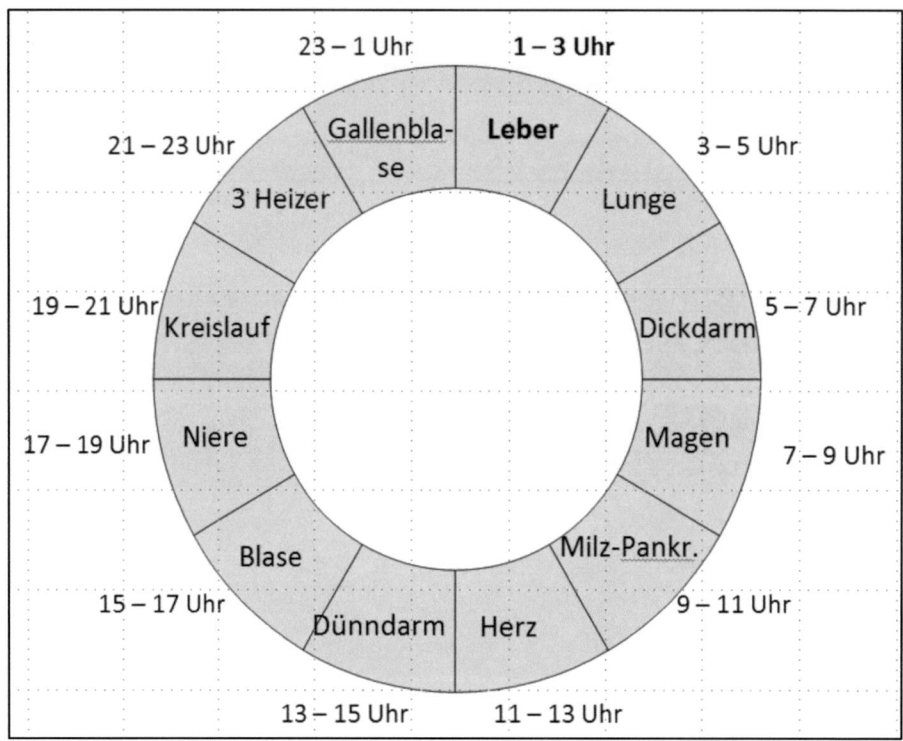

Abb. **32**

Wie einfach es sein kann, möchte ich an zwei Beispielen zeigen:

1. Wer meint viel **Rohkost und Salat** und Obst am späten Abend essen zu müssen, (denn das soll ja so gesund sein, diese Produkte sind vollwertig und hochbioaktiv), der irrt sich in der Menge und in der Uhrzeit. Der Verdauungsapparat ist abends schon inaktiv, Salat und Obst gären in unserem Bauch wie in einem Maische-Bottich vor sich hin. Es entstehen Fuselalkohole, also Methanol, die für die Leber ein kumula-

60

tives Gift darstellen. Das Methanol wird in der Leber in die giftigen Substanzen Formalin und Formaldehyd umgewandelt. So können Vegetarier sich auf Dauer eine Alkoholnase erwerben, auch wenn sie keinen Alkohol tränken.

2. **Abends ein ordentliches Steak** zu essen, ist auch keine Alternative. Das ist noch schwerer verdaulich, statt Fuselgifte entstehen „Leichengifte".

Es bilden sich z.B. Indole, die als Ergebnis der bakteriellen Zersetzung von Eiweiß im Darm entstehen.

Sie gelangen über das Blut direkt zur Leber. Diese Gifte erwähnte ich schon, und dass man sie im Urin messen kann.

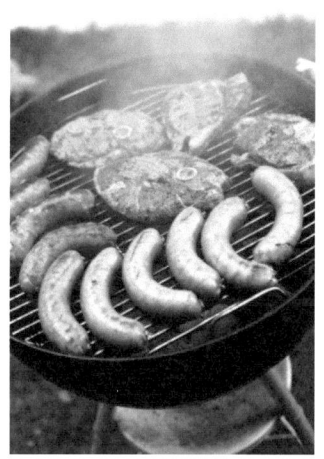

Wer zudem von seinem geliebten Süßstoff noch nicht lassen kann, der sollte wissen, dass Aspartam zu 10 % Methanol (Alkohol) enthält. Wenn er also einen Liter Softdrink mit Aspartam gesüßt trinkt, dann nimmt er 56 mg Methanol zu sich. Wenn er das täglich tut, dann kumuliert sich dieses Gift auf Dauer sehr gefährlich. Die amerikanische Umweltbehörde hat die zu tolerierende Dosis mit nur 7,8 mg pro Tag festgelegt.

Schwermetalle, Amalgam

Auf diesen Punkt möchte ich aus Zeitgründen nur kurz eingehen, obwohl er sehr, sehr wichtig ist. Amalgam stellt ein Risiko für die Menschheit dar, so Dr. Joachim Mutter in seinem Buch.

 Beim Butjadinger Forum ist bereits mehrfach über die Vergiftung mit Schwermetallen, deren Folgen und Behandlung, gesprochen worden. Sehr gute Hinweise findet man z.B. auch auf der Internetseite von Dr. Wolfgang Burk, Oldenburg.

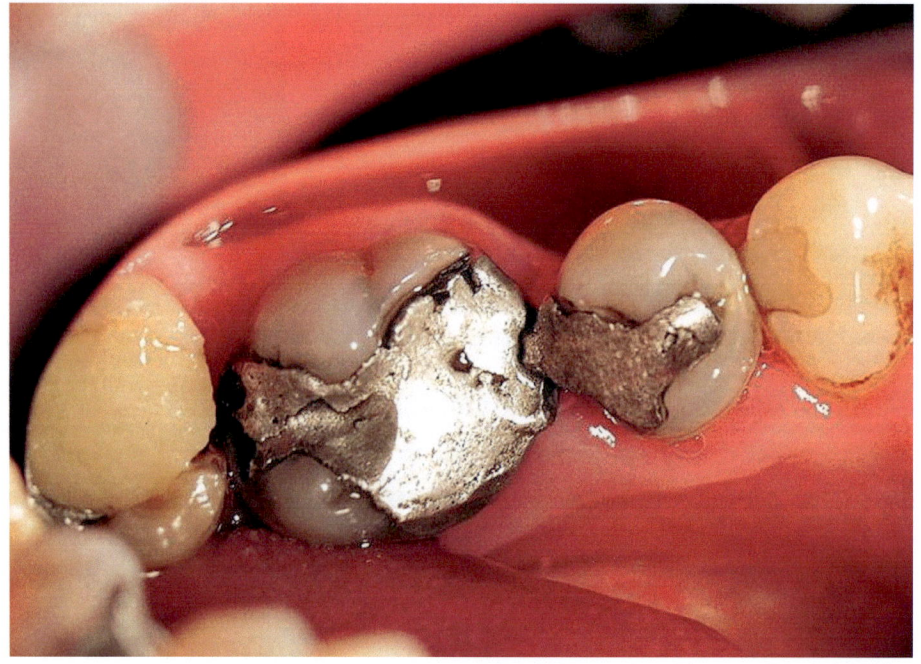

Abb. **33** © Dr. Wolfgang Burk, Oldenburg

 Ergänzen muss ich noch, dass **Melatonin** auch ein sehr wichtiger Stoff für die Ausleitung von Schwermetallen ist.

Zusammenfassung und hilfreiche Sofortmaßnahmen

Vielleicht ist am Bild des überlaufenden Fasses klar geworden, wie schwierig es ist, der Ursache einer Schlafstörung auf die Spur zu kommen.

Noch schwieriger gestaltet sich bei diesen komplexen Zusammenhängen die Therapie. Meine Betrachtungen beschränken sich auf die Sichtweisen der Biologischen Medizin und der Naturheilkunde.

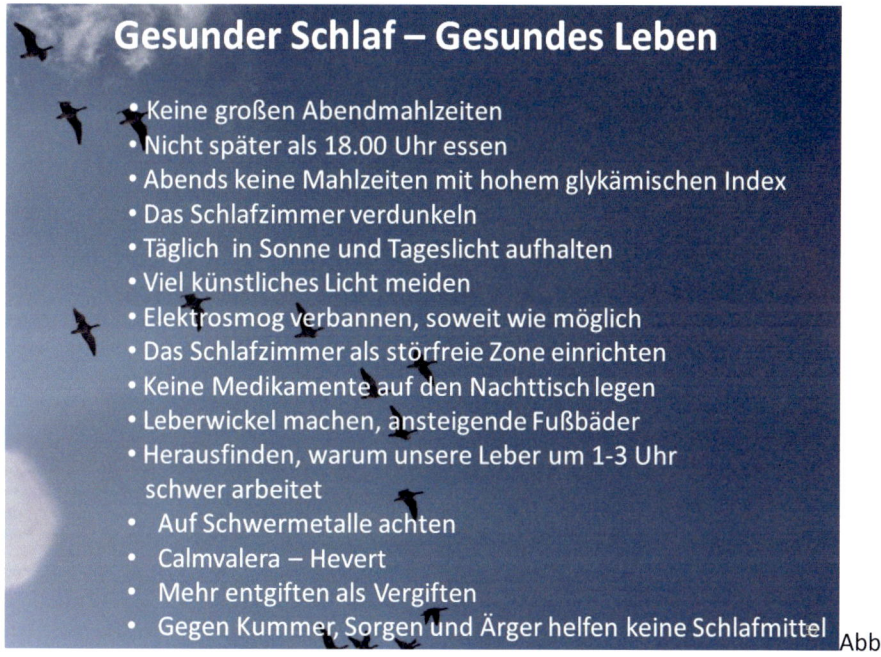

Gesunder Schlaf – Gesundes Leben

• Keine großen Abendmahlzeiten
• Nicht später als 18.00 Uhr essen
• Abends keine Mahlzeiten mit hohem glykämischen Index
• Das Schlafzimmer verdunkeln
• Täglich in Sonne und Tageslicht aufhalten
• Viel künstliches Licht meiden
• Elektrosmog verbannen, soweit wie möglich
• Das Schlafzimmer als störfreie Zone einrichten
• Keine Medikamente auf den Nachttisch legen
• Leberwickel machen, ansteigende Fußbäder
• Herausfinden, warum unsere Leber um 1-3 Uhr
  schwer arbeitet
• Auf Schwermetalle achten
• Calmvalera – Hevert
• Mehr entgiften als Vergiften
• Gegen Kummer, Sorgen und Ärger helfen keine Schlafmittel

Abb. **34**

Auf die klinischen Aspekte wie enge Atemwege, krumme Nasenscheidewand, **atembezogene Schlafstörungen**, Schlafapnoe und anderes kann ich nicht eingehen, das ist vorrangig Sache der Schul- und Notfallmedizin.

Für die Ausleitung von Giften werden wir allerdings kaum gute Fachleute in der Schulmedizin finden. Selbst Impfschäden werden dort nach wie vor verharmlost, obwohl immer noch Thiomersal (50% Quecksilber) und andere giftige Zusatzstoffe wie Aluminium- Hydroxid in Impfstoffen verwendet werden. Bei Schwermetallausleitungen zahlen die Kassen kaum.

Quecksilber in den Zähnen, in Impfstoffen, Schwermetalle überhaupt, Aspartam, Mobilfunk und Gifte in der Nahrungsmittelkette, sind bereits heute, und besonders in der Zukunft die Belastungen, die unsere Regulationssysteme zerstören.

Auf diese Belastungen und Bedrohungen hinzuweisen ist unverzichtbar. Vergessen wir aber nicht, selbst etwas zu tun. Hierzu Möglichkeiten aufzuzeigen, ist mein Anliegen! Fatal wäre die Meinung, dass man nichts tun kann.

Ich bin überzeugt davon: Wenn wir unsere Regulationsvorgänge in unserem Körper und in unserer Seele besser verstehen, dann können wir auch gezielt etwas tun.

Gifte entstehen naturgemäß im Körper, aber viele künstliche Stoffe und externe Gifte kommen täglich hinzu, den Mobilfunkstrahlen können wir kaum noch ausweichen, so dass eine Vermeidungsstrategie nicht ausreicht.

Gerade deswegen ist eine persönliche **Lebensstiländerung** ein erster erfolgreicher Ansatz, um gesund zu schlafen, fit und früh aufzuwachen, so schwer dies für das „Gewohnheitstier Mensch" auch sein mag.

Erste Erfolge stellen sich bestimmt ein,

- wenn wir die Abendmahlzeiten weitgehend auslassen können, oder zumindest in der Menge reduzieren, was alleine **durch 50 Mal kauen** jedes Bissens (ohne zu hungern) erreichbar ist
- wenn wir **Lebensmittel mit einer hohen glykämischen Last vermeiden**

- wenn wir abends **nicht später als 18.00 Uhr** essen

Das zusammen, insbesondere ein abendliches Fasten, erhöht den Melatonin-Spiegel und verbessert unseren Schlaf.

Wir schlafen sicherlich noch besser, wenn wir dazu noch

- das Schafzimmer verdunkeln
- uns viel in der Sonne bewegen
- uns dem Tageslicht aussetzen
- den Elektrosmog mit intelligenter Nutzung aus unserem Haus verbannen
- das Schlafzimmer als störfreie Zone einrichten
- keine Medikamente auf dem Nachttisch liegen lassen
- einen Leberwickel machen, wenn wir nachts zwischen 1:00 u. 3:00 Uhr aufwachen
- herausfinden oder herausfinden lassen, warum unsere Leber so schwer arbeiten muss

Noch einen Satz zu: **Was mache ich, wenn ich nicht einschlafen kann oder nachts aufwache, weil ich noch so viele Gedanken im Kopf habe?**

Ich weiß nicht, welche Tricks Sie anwenden. Mir hilft manchmal:
Einfach wieder aufzustehen und alles das aufzuschreiben, was mich im Augenblick so beschäftigt, woran ich am nächsten Tag unbedingt denken muss, was dringend zu erledigen ist. Das mache ich auch mitten in der Nacht. Danach ist Ruhe im Kopf und der Schlaf stellt sich ein.

Es ist doch keine Krankheit, wenn man mal aufwacht und nicht durchschläft!

Es wird empfohlen, ab nachmittags nichts mehr zu trinken, damit man nachts nicht „müssen müsse". Das kann man machen. Besonders ist das für diejenigen empfehlenswert, die nach dem „müssen müssen", meinen, nicht wieder einschlafen zu können. Vielleicht setzt man sich dabei auch nur unter Stress, weil es doch wichtig sei, durchzuschlafen.

Ich meine, es ist viel wichtiger zu fragen: Fühle ich mich heute Morgen beim Aufwachen gerädert, oder fühle ich mich fit und tatendurstig?

Wer einen grundlegenden „Hausputz" durchführen möchte, der kann dies sehr erfolgreich mit der Dr. X. F. Mayr Therapie machen, einer mehrwöchigen Darmreinigung und Regenerationskur, die von ausgebildeten Mayr-Ärzten begleitet wird. Das Buch des Mayr-Schülers Dr. Erich Rauch: „Milde Ableitungskur" ist sehr empfehlenswert.

Ein solcher Hausputz leert unser „Fass" vom „Zivilisationsmüll", vitalisiert unsere Regulations- und Entgiftung-Systeme und lässt uns damit ruhig und besser schlafen.
Über die Mayr-Therapie habe ich beim Butjadinger Forum bereits öfter vorgetragen.
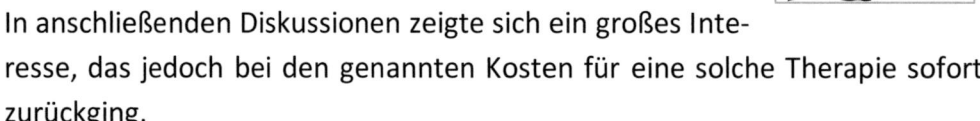
In anschließenden Diskussionen zeigte sich ein großes Interesse, das jedoch bei den genannten Kosten für eine solche Therapie sofort zurückging.

Deswegen habe ich eine **alltagstaugliche Selbsthilfe-Methode** entwickelt, die ich ausführlich beschrieben habe in meinem Büchlein: „Wie stärke ich mein Immunsystem – was kann ich selber tun?" (ISBN 978-3-7357-8065-2)

Man muss nicht alles auf einmal machen, denn den Lebensstil zu ändern, ist meistens die schwierigste und vermutlich größte Herausforderung in unserem Leben, wie ich selber vor dreißig Jahren erfahren habe.

Am besten ist es, mit kleinen Schritten zu beginnen. Wenn man mich fragt, dann sage ich:

als Erstes:	**Vor allem nicht schaden!**
als Zweites:	**Vor allem nicht schaden!**
als Drittes:	**Mehr entgiften – als vergiften!**

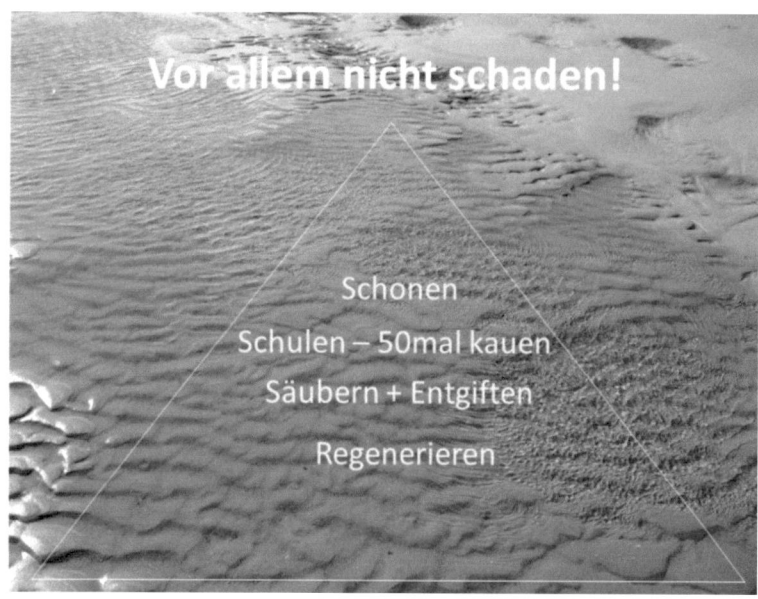

Dokument aus dem Internet über Aspartam
Von Dr. Aurelia Louise Jones herausgegeben. Seite 1

Dokument aus dem Internet über Aspartam, von Dr. Aurelia Louise Jones herausgegeben.

Kurz gesagt: Aspartam zerstört das Gehirn, den Sehnerv und das Zentralnervensystem und hat verheerende Auswirkungen auf jedes Organ. Zudem löst es Herzrhythmusstörungen aus. Da viele Arzte nicht realisieren, dass Aspartam eine Droge und kein Nahrungsmittelzusatz ist, geben sie den Patienten Medikamente die mit dieser Droge interagieren. Deshalb gibt es Fälle von Herzstillstand und plötzlichem Tod. Durch solche Wechselwirkungen wird die Chemie des Gehirns und der Topaminspiegel verhindert, so dass verschiedene Nervenkrankheiten, Parkinson inbegriffen, ausgelöst werden. Was wir noch wissen müssen: Aspartam wird vielen Nahrungsmitteln ohne Deklaration beigefügt und zwar sind das über 9.000 Produkte allein in Amerika. Wenn wir klug sind, hören wir auf, Fertigprodukte zu konsumieren und kochen unsere Mahlzeiten selber dann wissen wir wenigstens, was drin ist. Die Weltkonferenz für Umweltschutz und die Multiplesklerose Stiftung sind geheimgehaltene Vereinbarungen mit dem Chemiekonzern MONSATO, dem Hersteller von Aspartam, eingegangen. Die amerikanische Gesundheitsbehörden gaben bekannt, dass eine epidemische Zunahme von Multiplesklerose und Lupus (Hauttuberkulose) in den USA festgestellt wurde und niemand verstehen kann, durch welches Gift diese Zunahme verursacht wird.

Die Erklärung:
Wenn die Temperatur von Aspartam über 86 Grad Fahrenheit steigt (30 Grad Celsius), zerfällt das Methanol in Aspartam zuerst in Formaldehyd und dann in Ameisensäure, welche ihrerseits Übersäuerung (metabolische Acidose) verursacht. Formaldehyd gehört zur selben Gruppe von Giften wie Cyanid und Arsen. Es sind tödliche Gifte, die alle möglichen Nervenprobleme verursachen und langsam töten. Methanol-Vergiftung sieht aus wie MS, deshalb wurde bei vielen Menschen fälschlicherweise MS diagnostiziert. MS ist kein Todesurteil, hingegen Methanol-Vergiftung schon. Lupus (Hauttuberkulose) ist schon fast so grassierend wie MS, besonders unter Cola light und Pepsi light Trinkern. Die Opfer von Methanol-Vergiftung trinken in der Regel 3 bis 4 große Büchsen täglich, einige auch mehr. Bei den Lupus Fällen, die durch Aspartam ausgelöst werden, wissen die Opfer gewöhnlich nicht, dass Aspartam der Schuldige ist und konsumieren weiter, bis sie in einem lebensbedrohenden Zustand sind. Lupus kann leider nicht rückgängig gemacht werden, auch wenn die Patienten Aspartam absetzen. Andererseits verschwinden bei den MS-Patienten (die eigentlich an Methanolvergiftung leiden) die meisten Symptome. In einigen Fällen kehrte auch die Sehkraft zurück und sogar Tinnitus verschwand wieder.
Wenn jemand Aspartam in vielen Light-Produkten konsumiert, könnten folgende Anzeichen auf die Aspartam-Krankheit schließen; Krämpfe und Spasmen, gefühllose Beine, Schwindel und Benommenheit, Kopfweh, Tinnitus, Ohrensausen, Gelenkschmerzen, Depressionen, Angstzustände, lallende Sprache, verschwommene Sicht, Gedächtnisverlust.

Dokument aus dem Internet über Aspartam
von Dr. Aurelia Louise Jones herausgegeben. Seite 2

Aspartam verändert die Chemie des Gehirns und den Topaminspiegel und ist die Ursache für schwere Anfälle. Man kann sich vorstellen, wie sich das auf Parkinson-Patienten auswirkt. Außerdem verändert Aspartam den Menstruationszyklus und verursacht Unfruchtbarkeit oder Geburtsschäden und -fehler.

Im Bericht des amerikanischen Ärztekollegiums heißt es, Aspartam macht, dass man sich nach Kohlehydraten sehnt und deshalb dick wird. Übergewichtige Patienten, die vom Aspartam loskamen, verloren durchschnittlich in Kürze 9 kg. Das Formaldehyd lagert in den Fettzellen, hauptsächlich an Hüften und Oberschenkeln.

Dr. H. J. Roberts, Diabetikspezialist und Weltexperte in Sachen Aspartam Vergiftung, hat ein Buch mit dem Titel ,,Kampf der Alzheimer Krankheit" geschrieben, in welchem er ausführt, wie die Alzheimer Krankheit durch Aspartam eskaliert. Schon 3o jährige sind betroffen. Für Diabetiker ist Aspartam besonders gefährlich. Jeder Arzt weiß, was Methanol einem Diabetiker antut. Aspartam verunmöglicht die Kontrolle des Zuckerspiegels, weshalb viele Patienten akuten Gedächtnisverlust erleiden, ins Koma fallen und sterben.

Am erwähnten Ärztekongress wurde gesagt, dass es wegen dieser tödlichen Droge eine wahre Epidemie an Nervenkrankheiten gäbe. Kaum war Aspartam auf dem Markt und löste Sacharin ab (welches seinerseits Blasenkrebs auslösen kann), wurden viele Fälle registriert, wo Patienten ihr Erinnerungsvermögen verloren, verwirrt wurden und fast erblindeten. Die Ärzte gaben zu, keine Ahnung von der Ursache zu haben, sie wunderten sich nur über die grassierende Zunahme von Anfällen manischer Depression, Angstzuständen, gehäuften Wutanfällen und Gewaltausbrüchen.
Dieses Gift ist nun in über 90 Ländern unter vielen verschiedenen Namen zu haben.

Monsanto, der Hersteller von Aspartam, weiß, wie gefährlich es ist. In der New York Times vom 15. November 1996 war zu lesen, dass die amerikanische Diabetiker Vereinigung Geld von der Nahrungsmittelindustrie bekommt, damit sie die Light-Produkte unterstützt. Natürlich könne sie deshalb keine Kritik an Diätzusätzen aus Aspartam üben und auch nicht ihre Verbindung zu Monsanto eingestehen.

Es muss angenommen werden, dass praktisch alle als zuckerfrei deklarierten Süßigkeiten den Grundstoff Aspartam enthalten. Aber was nützen die schönsten Zähne, wenn das Gehirn angegriffen wird? Unendlich viele dokumentierte Berichte von Ärzten sind unter www.dorwav.com zu finden.

Abbildungen

Abb. 1	50 % der Bevölkerung schlafen schlecht
Abb. 2	Seit 1940 über 1 Mio. neue Fremdstoffe
Abb. 3	Alterskrankheiten?
Abb. 4	Warum schlafen wir schlecht?
Abb. 5	Schlafstörungen- Ursachen aus der Außen- und/oder Innenwelt?
Abb. 6	Schlafstörungen aufgrund seelischer und körperlicher Ursachen
Abb. 7	Schlaftablette gegen Kummer und Sorgen?
Abb. 8	Homöopathische Schlafmittel
Abb. 9	„**Stamp Germany 1996** Briefmarke Homöopathie Samuel Hahnemann" von Scheuner, Deutsche Post AG - Deutsche Post AG 1996, Scanned by Steveurkel. Lizenziert unter Public domain über Wikimedia Commons -
Abb. 10	Cimicifuga racemosa, Quelle H. Zell, Wiki http://upload. wikimedia.org/wikipedia/commons/thumb/3/34/Actaea_racemosa_002.JPG/450px-Actaea_racemosa_002.JPG
Abb. 11	Unsere Krankheit ist das volle Fass
Abb. 12	Was füllt das „menschliche" Fass?
Abb. 13	Zusammenstellungen und Aufzählungen

Abb. 31	Süßstoff statt Zucker?
Abb. 32	Chinesische Organ Uhr
Abb. 33	Foto © Dr. Wolfgang Burk, Oldenburg
Abb. 34	Zusammenfassung: Gesunder Schlaf

Quellenverzeichnis und lesenswerte Literatur

Hannover-Zeitung.net zitiert	http://www.hannover-zeitung.net/magazin/gesundheit/47191814-deutsche-verbrauchen-28-millionen-packungen-schlafmittel-im-jahr
Dr. Joachim Mutter	Lass dich nicht vergiften
Kent	Kent`s Repertorium
Georgos Vithoulkas	Homöopathische Arzneimittel
Schmid, Rimpler, Wemmer	Antihomotoxische Medizin Bd.1
Prof. Dr. Heinrich Reckeweg	Homotoxikologie
Dr. Joachim Mutter	Gesund statt chronisch krank
Dr. Joachim Mutter	Grün essen

Dr. Joachim Mutter	Lass Dich nicht vergiften
Dominik F. Rolle	Elektrosmog
Prof. Dipl. Ing. Dr. Dr. Varga	http://www.klimaforschung.net/tierversuche/
Leukozytenanstieg	www.dasfreieLeben.de
Dr. Aurelia Louise Jones	http://www.urichervitalenergetik.de/fileadmin/download/Aspartam2.pdf
Dr. Erich Rauch	Lehrbuch der Diagnostik und Therapie nach F. X. Mayr
Dr. Erich Rauch	Blut- und Säftereinigung
Dr. Joachim Mutter	Amalgam – Risiko für die Menschheit
Gerhard Bruns	Bluthochdruck- Therapie ohne Nebenwirkungen
Gerhard Bruns	Wie stärke ich mein Immunsystem? Oder: „Leiden auf Rezept?" – Was kann ich selber tun?

Link- und Literaturseite Elektrosmog

- www.buergerwelle.de (Deutsch wählen)
- www.elektrosmog.com
- www.baubiologie.net
- www.bfs.de Bundesamt für Strahlenschutz
- http://emf3.bundesnetzagentur.de/
- www.handywerte.de Strahlenwerte der meisten Handys
- www.senderliste.de Antennenstandorte mit Richtstrahlverbindungen
- www.elektrosmognews.de
- www.oldenburk.de

Über den Autor

Gerhard Bruns: Gerhard Bruns (geb.1940), Studium des Bauwesens an der TU Braunschweig, Dipl. Ing., Tätigkeit im Auslandsstraßenbau bei einer Ingenieurgesellschaft. Leitender Beamter in einem Landesministerium für Wirtschaft und Verkehr. 1975- 1980 Studium Naturheilkunde u.a. bei Dr. Gerhard Ohlenschläger , Frankfurt, und seitdem bis 1999 nebenberufliche Praxis als Heilpraktiker. Seit 2002 Vorträge. 2003 Mitbegründer des Butjadinger Forum Naturheilkunde und Medizin. Schwerpunkt bei Beratungen ist die Mayr-Diagnostik und Therapie.

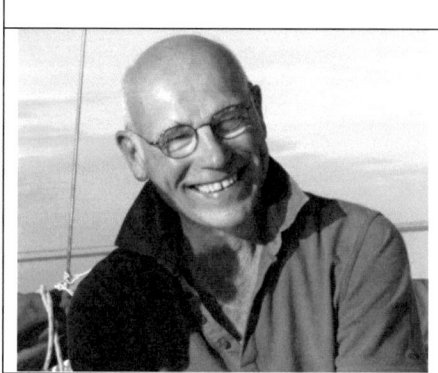	**Gerhard Bruns,** Heilpraktiker, Dipl. Ing.
	Lerchenstraße 11
	26969 Butjadingen- Burhave
	Tel.: 0049- 4733-323
	Mail. Gerhard.bruns@t-online.de
	Internet:
	www.gerhard-bruns.de
	www.butjadinger-forum-naturheilkunde.de

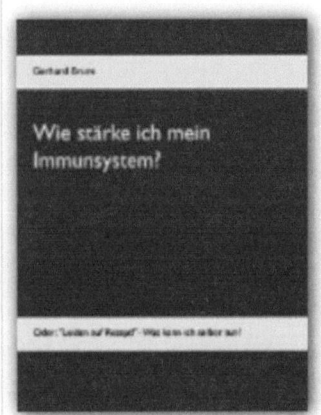

WIE STÄRKE ICH MEIN IMMUNSYSTEM?

Bruns, Gerhard

Paperback
80 Seiten
ISBN 978-3-7357-8065-2

€ 6,90

inkl. MwSt. zzgl. Versand

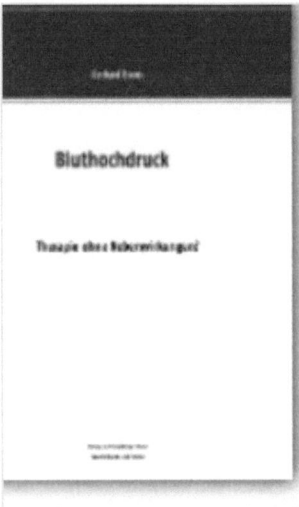

BLUTHOCHDRUCK

Bruns, Gerhard

Paperback
56 Seiten
ISBN 978-3-7322-8928-8

€ 8,90

inkl. MwSt. zzgl. Versand